Andrea Jolander
Da gehen doch nur Bekloppte hin

ANDREA JOLANDER

DA GEHEN DOCH NUR BEKLOPPTE HIN

AUS DEM ALLTAG EINER PSYCHOTHERAPEUTIN

HEYNE ‹

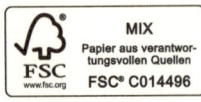

Verlagsgruppe Random House FSC-DEU-0100
Das für dieses Buch verwendete FSC®-zertifizierte Papier
Super Snowbright liefert Hellefoss AS, Hokksund, Norwegen.

2. Auflage
Redaktion: Angelika Lieke, München

© 2012 by Andrea Jolander, Germany
Copyright © 2012 by Wilhelm Heyne Verlag, München,
in der Verlagsgruppe Random House GmbH
Umschlaggestaltung und Coverillustration: Nele Schütz Design, München
Satz: EDV-Fotosatz Huber/Verlagsservice G. Pfeifer, Germering
Druck und Bindung: GGP Media GmbH, Pößneck
Printed in Germany 2012
ISBN 978-3-453-20002-9
www.heyne.de

INHALT

**Kapitel 1: Erste Annäherung an eine unbekannte
Spezies – der Psychotherapeut in freier Wildbahn**.... 9

Von Psychotherapeuten, Hütchenspielern
und Berggorillas 9
Ein Fall für den Psychologen....................... 15
Patienten und Normalos 24
Immer sind die Eltern schuld!..................... 39

Kapitel 2: Durchs therapeutische Schlüsselloch 54

Kleiner Führer durch den Psychoschilderwald......... 54
In der Höhle des Löwen 60
Topf und Deckel – damit es passt 69
Ratschläge und Nebenwirkungen 79

Kapitel 3: Die Psychotherapie – jetzt geht's los!....... 89

Herr Ich räumt auf 89
Frau Sork räumt auf 103

Zurück zum Instinkt.............................. 106

Hilfe, der Patient verändert sich! 116

Was ein Therapeut darf – und was nicht 128

Alles hat ein Ende 141

**Kapitel 4: Psychotherapeutisches Erste-Hilfe-Köfferchen
– Kleine Schäden vermeiden und beheben** 144

Bügeln statt grübeln – leichte Schlafstörungen
beheben.. 144

Mit offenen Augen und Ohren gegen den Stress 149

Toben, Rennen, Spielen 153

Vom Umgang mit sich selbst....................... 160

Kapitel 5: Wenn's brennt......................... 166

Wann ist es bei mir so weit?........................ 166

Die nächsten Schritte 176

Geschenke und Privates 188

Wenn es bei anderen brennt 192

Kapitel 6: Mit der Rolltreppe ins Kellergeschoss...... 195

Willkommen auf dem Königsweg.................... 195

Sei die Zugtür – wie wir uns in Träumen finden
können 200

Alle meine Puzzleteilchen – Traumarbeit im Eigenbau.. 212

Dank... 221

HALLO

Bitte nicht erschrecken.
Ich bin Psychotherapeutin.

Keine Angst. Ich tue Ihnen nichts. Ich fasse Ihre Psyche nicht an, fest versprochen. Ich guck nicht mal hin. Ich möchte nur ein wenig mit Ihnen plaudern. Und wenn Sie keine Lust mehr dazu haben, klappen Sie das Buch einfach zu, und weg bin ich.

Sehen Sie. Es kann Ihnen also gar nichts passieren.

Tja, was fangen wir jetzt miteinander an?

Vielleicht schauen wir erst einmal, was wir überhaupt voneinander wollen.

Ich für meinen Teil würde mir wünschen, dass Sie jemand sind, der nicht schon tausend Psychoratgeber gelesen hat, sondern jemand, der zugibt, dass er von der ganzen Psychogeschichte eher wenig Ahnung hat. Jemand, der trotzdem neugierig genug ist, sich auf eine kleine entspannte Plauderei zu dem Thema einzulassen. Jemand, der Lust hat, mal ganz unverbindlich bei Psychos durchs Schlüsselloch zu gucken.

Im Gegenzug werde ich mich bemühen, Ihre Zeit nicht zu verschwenden. Zumindest werden Sie nach der Lektüre dieses Buches wissen, ob Sie normal sind und was Leute, die zum Psychotherapeuten gehen, von denen unterscheidet, die es nicht tun. Und Sie werden wissen, warum man *niemals* jemandem den Besuch eines Volkshochschulkurses empfehlen sollte.

Was haben Sie schon zu verlieren? Also, abgemacht, wir werden ein bisschen miteinander plaudern.

ERSTE ANNÄHERUNG AN EINE UNBEKANNTE SPEZIES – DER PSYCHOTHERAPEUT IN FREIER WILDBAHN

Von Psychotherapeuten, Hütchenspielern und Berggorillas

Was ein Psychotherapeut ist, wissen Sie? Oder doch so ungefähr? In Wahrheit weiß das kaum jemand richtig. In Filmen wird immer lustig durcheinandergeworfen, was ein Psychologe ist, was ein Psychotherapeut tut, wer sich Psychiater nennen darf und ob das Ganze vielleicht auch noch irgendetwas mit einem Arzt zu tun hat. Da ist der Psychologe gleichzeitig Psychiater und setzt außerdem dem Patienten, mit dem er eben noch ein psychotherapeutisches Gespräch geführt hat, in der nächsten Szene auf einer einsamen Berghütte mit Taschenmesser und Kugelschreiber einen Luftröhrenschnitt nach allen Regeln der Kunst.

Im Verlauf dieses Buches werden Sie erfahren, was der Unterschied zwischen diesen Bezeichnungen ist. Allerdings ist das Kapitel so entsetzlich langweilig, dass ich Sie nicht gleich zu Anfang damit erschrecken möchte.

Bis dahin bleiben wir einfach bei dem Begriff Psychotherapeut.

Ab und zu muss auch der Psychotherapeut seine Praxis verlassen. Unter Umständen kommt es dann zu Begegnungen mit Menschen, die sich für normal halten, weil sie noch nie eine psychotherapeutische Praxis von innen gesehen haben. Außer vielleicht, um dort den Zähler abzulesen oder die Heizung zu warten. Und so kann es passieren, dass man mit jemandem ins Gespräch kommt, der eigentlich ganz harmlos aussieht, vielleicht im Biergarten oder auf einer Party.

Und man muss feststellen: Huch, das ist ja ein Psychotherapeut.

Im Mittelalter gab es die sogenannten »unehrlichen Berufe«. Das hat nichts mit Trickdieben oder Hütchenspielern zu tun, sondern sollte besser mit »unehrenhafte Berufe« übersetzt werden. Dazu gehörten zum Beispiel der Scharfrichter und der Totengräber, aber auch der Gerber. Das ging so weit, dass der Scharfrichter in der Schenke seinen eigenen Hocker und seinen eigenen Becher hatte, damit niemand sich mit seiner Unehrenhaftigkeit ansteckte.

Auch heute noch gibt es Berufe, die den Ruch des Unehrenhaften haben. Die meisten Eltern wären nicht unbedingt begeistert, wenn ihre Tochter erzählt, dass sie sich in einen Bestatter verliebt hat. Es sei denn, der Vater trägt schwarzes Augen-Make-up und benutzt einen Totenkopf als Aschenbecher und die Mutter geht jedes Wochenende auf Gothic-Konzerte.

Manchmal frage ich mich, ob Psychotherapeut auch ein in diesem Sinne »unehrlicher Beruf« ist. Zumindest reagieren viele Menschen, als ob es einer wäre.

Kürzlich zappte ich im Fernsehen zu einer dieser anspruchsvollen, zu später Stunde ausgestrahlten Talkshows. Der Moderator, einer von der ruhigen, intellektuellen Sorte, erfuhr offenbar erst am Ende der Sendung, dass einer seiner Gäste eine Psychotherapeutin war. Er reagierte auf diese Eröffnung mit: »Wenn ich das gewusst hätte!« Erklären musste er diesen Ausspruch nicht. Dass man bei Psychotherapeuten aufpassen muss, versteht sich ja von selbst.

Als ich jung war, irgendwann im letzten Jahrtausend, bekam man kurz vor dem Eintritt ins Erwachsenenleben üblicherweise einen Knigge geschenkt, in dem fast alles stand, was man so über das Leben wissen musste. Wir erfuhren, wie man einen Bischof anredet und wann die beste Zeit ist, bei den neuen Nachbarn seine Visitenkarte abzugeben, um einen Antrittsbesuch anzukündigen. Wobei auch damals die meisten Nachbarn überaus erheitert reagiert hätten, wäre man tatsächlich auf diese Idee gekommen.

Ich kann mich nicht erinnern, ob in irgendeinem Benimmbuch etwas darüber stand, wie man einen Psychotherapeuten begrüßt, wenn man ihn außerhalb seiner Praxis trifft.

Wenn man einem schlecht gelaunten Berggorilla begegnet, ist es am besten, sich auf den Boden zu werfen und ihm sehr deutlich zu signalisieren, dass man ihn nicht nur für den Chef hält, sondern dass es einem eine Ehre wäre, in seiner Horde ganz, ganz unten anzufangen. Bei einem Löwen hingegen wäre das eine ausgesprochen blöde Idee, fast so dumm wie wegzulaufen. Bei ihm kann man seine Überlebenschancen deutlich steigern, wenn man sich so groß wie möglich macht, laut schreit und wild herumfuchtelt.

Da wir für viele Menschen offenbar eine Kreuzung zwischen Hütchenspieler und Berggorilla sind, etwas jedenfalls, dem man nicht traut oder das einen einschüchtert, ist es vielleicht besser, wenn wir beide uns einander langsam annähern. Also treffen wir uns besser nicht in meiner Praxis, sondern wir stellen uns vor, wir wären uns tatsächlich auf einer Party oder in einem Biergarten begegnet. In eine psychotherapeutische Praxis gehen wir später noch gemeinsam, wenn Sie mögen.

Wie also verhält man sich einer so unbekannten Spezies wie dem Psychotherapeuten gegenüber? Was darf man sagen, was nicht? Man weiß ja, dass die alles auf die Goldwaage legen. Oder ahnt es zumindest.

Im Vertrauen gesagt: Es gibt ein paar Standarderöffnungen, die Psychotherapeuten hassen und die jeder von uns schon Hunderte Male gehört hat. Das erste Mal an dem Tag, als wir an der Uni die erste Psychologievorlesung besucht hatten und uns irgendein komischer Typ abends in der Studentenkneipe fragte, was wir denn so machen. Nichts Böses ahnend sagten wir die Wahrheit und bekamen den Satz zur Antwort, der uns seither dazu bringt, heftiger mit den Augen zu rollen als Mad-Eye Moody.

Bitte einen Trommelwirbel! Hier kommt er, der absolute All-Time-Klassiker:

Oh, dann muss ich ja aufpassen, was ich sage.
Oder:
*Oh, dann muss ich ja aufpassen, dass du mich nicht
durchschaust.*

Nein, Sie müssen nicht aufpassen. Sie können sich entspannen. Auch wir haben nichts gegen einen ganz normalen Feierabend. Wenn wir die Praxistür abends zugeschlossen haben, gibt es tausend Dinge, die wir lieber tun, als anderen Leuten in die Psyche zu gucken. Und die unterscheiden sich wahrscheinlich nicht sehr von den Dingen, die Sie nach der Arbeit viel, viel schöner finden, als Überstunden zu machen.

Mag sein, dass es Gynäkologen gibt, die in ihrer Freizeit nichts lieber tun, als Peepshows zu besuchen. Aber irgendwie glaube ich das nicht so recht. Und ich glaube auch nicht, dass jemand, sobald er preisgibt, dass er Gynäkologe ist, zur Antwort bekommt: »Da muss ich ja aufpassen.« Wahlweise mit dem Zusatz: »Dass du mir nicht unter den Rock gucken willst.«

Also, wenn Sie uns einen Gefallen tun wollen: Reden Sie ganz normal mit uns. Vor allem im Biergarten.

Auch wenn das viel schwieriger ist, als sich auf den Boden zu werfen oder mit den Armen zu fuchteln und dabei laut zu schreien.

Vielleicht beantworte ich einfach mal ein paar der Fragen, die der Psychotherapeut normalerweise auf unbequemen Biergartenbänken oder in der brechend vollen Küche des Partygastgebers gestellt bekommt. In Ordnung?

Mitfühlende Menschen kontern das Outing, man sei Psychotherapeut, gern mit der Bemerkung, der Beruf sei doch gewiss sehr belastend. Man kennt das ja: Die Cousine hat einem wieder einen ganzen Nachmittag lang erzählt, wie gemein ihr Mann ist, oder die Nachbarin kam beim Schwatz über den Gartenzaun nach einem halben Satz auf ihren schwer kranken Bruder zu sprechen. In der Regel fühlt man sich hinterher einfach nur schlecht und belastet und hat nicht das Gefühl, dass man auch nur im Mindesten helfen konnte.

Wie viel belasteter muss sich ein Psychotherapeut fühlen, der dergleichen und Schlimmeres den ganzen Tag zu hören bekommt?

Seltsamerweise kommt niemand auf die Idee, Hebammen zu bedauern. Dabei haben sie den ganzen Tag mit Blut und Schmerzensschreien zu tun. Dagegen geht es bei uns vergleichsweise harmlos zu. Bei Hebammen ist jedem klar, dass das ein erfüllender Beruf sein muss, wenn man miterleben darf, wie etwas Neues und Wunderbares entsteht.

Bei uns ist es das Gleiche. Auch wir dürfen dabei sein, wenn etwas Neues und Wunderbares entsteht. Vielleicht nicht ganz so spektakulär, nicht von einer Minute auf die andere, sondern in kleinen Schritten.

Und was die schrecklichen Dinge betrifft, die wir uns anhören müssen: Man darf das nicht vergleichen mit der nervenden Nachbarin, die einem von ihrem bösen Chef erzählt, oder mit der Freundin, die in einer Beziehungskrisenendlosschleife steckt. Im Privatleben bin ich da auch oft hilflos.

Psychotherapie ist etwas anderes. In dem Augenblick, in dem ein Patient durch die Tür tritt, gibt er uns die Erlaubnis herauszufinden, was wirklich los ist, uns sozusagen mit der Taschenlampe (oder was Höhlenforscher sonst so bei sich tragen) bewaffnet auf den Abstieg in seine Psyche zu machen und dort nachzusehen, wo es hakt.

Ein Fall für den Psychologen

Was mich persönlich am meisten belastet, ist nicht die Arbeit mit denen, die bereits durch die Praxistür gekommen sind. Die geben mir die Erlaubnis, mit ihnen gemeinsam etwas zu verändern. Belastend ist vielmehr, wenn ich von Menschen erzählt bekomme, denen es schlecht geht, und ich oft schon deutlich die Fädchen erkenne, an denen man ziehen müsste, damit der Knoten sich löst. Und gleichzeitig bekomme ich zu hören, dass diese Leute im Leben nicht auf die Idee kämen, sich auf die Sitzgelegenheit eines Therapeuten zu bewegen.

Es ist belastend, von Menschen erzählt zu bekommen, die beschließen, mit ihren Symptomen weiterzuleben und damit ein eingeschränktes Leben zu führen, die aber fröhlich verkünden, zum Therapeuten gingen sie nicht, das täten ja nur Bekloppte.

Widmen wir uns doch einfach mal der folgenden Aussage, die man mir schon so oft hinterbracht hat:

Ich gehe nicht zum Psychologen, ich bin doch nicht verrückt.

Ich fürchte, doch. Dieser Satz ist so dumm, dass der, der ihn ausspricht, einfach bekloppt sein muss. Im Grunde genommen ist er nicht sinnvoller als die Aussage: Ich würde niemals einen Schreibwarenladen betreten, ich habe doch ein Zwergkaninchen.

Viele Patienten begrüßen ihren neuen Psychotherapeuten erst einmal mit einer Aufzählung all der Verwandten, Partner oder Freunde, die der Meinung sind, wer zum Psychologen geht (oder zum Psychotherapeuten oder Psychiater, wie gesagt, das wird gern alles in einen Topf geworfen), sei verrückt. Wir Therapeuten wissen, dass die Patienten uns damit sagen wollen, dass ihnen die ganze Therapiegeschichte auch nicht so ganz geheuer ist.

Können wir uns darauf einigen, »verrückt« durch »unter einer schwereren psychischen Störung leidend« zu ersetzen? Ja? Danke, das macht die Sache schon mal leichter.

Wer auch immer der Meinung ist, wer zum Psychotherapeuten geht, sei ein bisschen ballaballa, schwer daneben oder zumindest irgendwie komisch, weiß eines nicht: Die Leute, die zum Psychotherapeuten gehen, sind auch nicht schwerer gestört als andere. Was die Stärke der Symptome betrifft, unterscheiden die Menschen, die einen Psychotherapeuten aufsuchen, sich nicht im Mindesten von denen, die es nicht tun.

Das wird vor allem für die neu sein, die sich sicher sind, sie selbst wären nie und nimmer ein Kandidat für Psychotherapie. Gern wird von ihnen aber relativ schnell über jemanden gesprochen, den der Betreffende kennt, dessen Verhalten er aber – warum auch immer – nicht begreift. Nahezu unausweichlich fällt dann der Satz:

Das wäre ein Fall für dich.

Dazu zunächst ein kleines Beispiel aus einem Bereich, aus dem noch einige meiner Beispiele kommen werden: der bunten Welt des öffentlichen Personennah- und Fernverkehrs. Ich schwöre Ihnen, die Leute, die Ihnen dort über den Weg laufen, verhalten sich erheblich auffälliger als alle meine Patienten zusammen.

In diesem Fall fuhren mein Mann und ich mit der Straßenbahn. Vorn, direkt am Glaskabäuschen, stand eine gut gekleidete Frau mittleren Alters und redete mit dem Fahrer. Man hätte davon ausgehen können, dass sie beabsichtigte, eine Fahrkarte zu kaufen oder sich zu erkundigen, wo sie aussteigen muss.

Stattdessen konnten wir folgenden Monolog der Dame belauschen: »Sie sind also einmal Metzger gewesen? Das ist sehr gut, dass Sie jetzt etwas anderes machen! Sie haben sich weiterentwickelt, und auf dem Weg sollten Sie jetzt bleiben! Und Sie sollten auch kein Fleisch mehr essen, versprechen Sie mir das! Sie sind doch so ein wertvoller Mensch!«

Das war die Kurzversion. In Wahrheit ging das über zwei Stationen. Bis die Frau ausstieg.

Der Fahrer sagte zu all dem keinen Piep.

Ein Fall für mich?

Durchaus. Möglicherweise zumindest.

Hier nun eine ganz typische Therapiesituation: Ein Mann kommt zu einem Psychotherapeuten, weil der Hausarzt ihn geschickt hat. Vielleicht hat er unklare Magenbeschwerden, für die mehrere Fachärzte noch keine Ursache gefunden haben. Vielleicht hat er auch Ängste, die sich auf seinen Gesundheitszustand beziehen. Er befürchtet beispielsweise, er könne einen Herzinfarkt erleiden, obwohl zahlreiche Untersuchungen ergeben haben, dass er im wahrsten Sinne des Wortes pumperlgesund ist, wie man in Bayern sagt. Trotzdem werden diese Ängste immer schlimmer. Mehrmals am Tag misst er seinen Blutdruck, er traut sich nicht mehr, Sport zu treiben, von Sex ganz zu schweigen. Im Laufe der Therapiesitzungen zeigt sich, dass der Patient dazu neigt, sich viel gefallen zu lassen und sich zu wenig zu wehren.

Und vielleicht kommt dieser Patient eines Tages und erzählt: »Heute war wieder so ein Fall. Wir haben extra so ein Schild, dass man den Fahrer während der Fahrt nicht ansprechen soll, aber die stellt sich hinter mich und erzählt die ganze Zeit, ich soll kein Fleisch mehr essen und so was. Ich hab richtig gemerkt, wie mein Blutdruck steigt, aber ich hab mich nicht getraut, mich umzudrehen und zu ihr zu sagen: ›Sie setzen sich jetzt hin oder Sie fliegen raus.‹«

Und dann würde man gemeinsam überlegen, woher das Verbot kommen könnte, sich wehren zu dürfen. Ich verwette meinen Therapeutensessel darauf, dass wir bei mindestens einem Elternteil des Patienten fündig werden.

Ach so, Sie hatten geglaubt, die Vegetarierin auf Bekehrungsmission sei ein Fall für mich?

Aber woher denn. Die Frau leidet doch nicht. Allenfalls unter der Tatsache, von Aasfressern umgeben zu sein. Ansonsten ist sie glücklich und zufrieden. Sie hat ein Ziel, und sie hat die Antwort auf vermutlich alle Fragen, mit denen der Rest der Menschheit sich in seiner Dumpfheit noch immer herumschlägt.

Nein, Psychotherapie ist kein Begradigungsbetrieb für etwas ungewöhnlich gewachsene Pflänzchen.

Wenn Bekannte zu mir sagen: »Das wäre ein Fall für dich«,

kann ich sicher sein, dass dem nicht so ist. Keiner davon war jemals ein potenzieller Psychotherapiepatient. Allenfalls dessen Angehörige.

In den meisten Fällen bedeutet »Das wäre ein Fall für dich« nichts anderes als: Der Kerl nervt mich. Meist versuchen Menschen auf diese Weise, nicht etwa jemanden zum Patienten zu machen, der leidet, sondern jemanden, der Leiden verursacht. Oder jemanden, der schlicht und einfach ungewöhnliches Verhalten an den Tag legt.

Und selbst jemand, dem es schlecht geht, ist noch nicht unbedingt ein Kandidat für Psychotherapie. Denn:

Psychotherapie ist nichts für Menschen, denen es schlecht geht.

Sie sind entsetzt? Schockiert?
Oder sind Sie ein Zyniker, der das schon immer geahnt hat?
Moment, Moment, der Satz geht weiter:

Psychotherapie ist nichts für Menschen, denen es schlecht geht, sondern für Menschen, denen es schlecht geht und die an sich arbeiten wollen.

Ich habe keine guten Erfahrungen mit Patienten gemacht, deren eigener Leidensdruck nicht so groß ist wie der ihrer Umgebung. Oft ruft jemand mehrfach für eine Freundin an, um die er sich Sorgen macht, und fragt, ob ich einen Therapieplatz frei hätte. Ich erkläre, die Vorbedingung sei, dass die Betreffende (im Folgenden »das Sorgenkind« genannt) selbst anruft.

Antwort: Ich weiß nicht, ob sie schon so weit ist.

Ich: Wenn sie noch nicht so weit ist, wird sie auch keine Therapie durchhalten.

Antwort: Ja, aber ich hab sie bestimmt bald so weit.

Nach einigen ähnlich verlaufenden Telefonaten ruft das Sorgenkind schließlich selbst an, und wir vereinbaren einen Termin für ein Informationsgespräch.

Dann geschieht in der Regel a) oder b):

a) Zum vereinbarten Termin kommt niemand, und ich frage mich, warum ich mich wider besseres Wissen auf die Sache eingelassen habe.

b) Zum vereinbarten Termin kommt das Sorgenkind. Das Informationsgespräch verläuft wunderbar, und es ist sofort ein Draht da. Am Ende der Sitzung erklärt das Sorgenkind, es begreife gar nicht, warum es sich so lange geziert habe, es sei so froh, hier gelandet zu sein, fühle sich total erleichtert und wolle gern eine Therapie bei mir beginnen. Und ich denke mir: Siehste, so kann man sich irren. Es gibt doch Ausnahmen.

Danach geschieht in der Regel entweder c) oder d):

c) Das Sorgenkind kommt zur nächsten Sitzung nicht und lässt auch nie wieder von sich hören.

d) Das Sorgenkind spricht nachts (damit nicht die Gefahr besteht, dass ich vielleicht den Hörer abnehme) auf den Anrufbeantworter, es habe einen dringenden Termin ausgerechnet zurzeit unserer nächsten Sitzung, melde sich aber demnächst auf alle Fälle wieder, um einen neuen Termin auszumachen. Sie ahnen schon: Das Sorgenkind lässt nie wieder von sich hören.

Fragen Sie mich nicht, warum das so ist, aber es ist so. *Regelmäßig.*

Natürlich fällt es schwer mit anzusehen, dass es der besten Freundin schlecht geht und dass sie trotzdem keine Hilfe in Anspruch nehmen will. Und natürlich versucht man, ihr gut zuzureden. Wahrscheinlich ahnen die Betreffenden aber, was mit der Psychotherapie auf sie zukommt. Wer darauf beharren möchte, dass die Welt schlecht ist, der ahnt vielleicht, dass man ihn hinterlistigerweise dazu bringen möchte, selbst Verantwortung für sein Leben zu übernehmen. Und dass man schlimmstenfalls sogar vor der Entscheidung steht, sich seelisch zu häuten und Altes hinter sich zu lassen. Wem dies zu mühsam oder zu beängstigend ist, der möchte lieber weiterhin der besten Freundin mit der ewig gleichen Leier vom hundsgemeinen Ehemann das Ohr abkauen als sich einer Psychotherapeutin auszusetzen, die vielleicht geduldiger und weniger genervt ist (das kann man für sein Geld oder das der Krankenkasse verlangen), die aber irgendwann beginnt, unangenehme Fragen zu stellen. Zum Beispiel, warum man sich aus der großen Schar der zur Verfügung stehenden Männer ausgerechnet die hundsgemeinen heraussucht. Und die nicht bereit ist zu glauben, es sei als Schicksal über jede Frau verhängt, sich mit ihnen herumzuschlagen.

So schwer es auch fällt, es zu akzeptieren: Ein Mensch hat das Recht, mit seinen Ängsten zu leben, statt dagegen anzugehen. Wenn die Angst vor einer Psychotherapie größer ist als das Leiden, werden Sie vielleicht irgendwann kapitulieren müssen. Genauso haben Sie aber das Recht, sich davor zu schützen, das Ganze ewig mitmachen zu müssen. Machen Sie Ihre Haltung ganz klar, nämlich dass Sie der Meinung sind, hier stünde eine Psychotherapie an. Irgendwann müssen Sie sich fragen, ob Sie es ewig und drei Tage aushalten, sich als Aushilfstherapeut missbrauchen zu lassen.

Dazu wieder ein Beispiel aus den öffentlichen Verkehrsmitteln. In diesem Fall fuhr ich mit dem Zug und war auf der Suche nach einem leeren Platz in einem Sechserabteil. Überall war es ziemlich voll, mit Ausnahme eines Abteils, in dem nur zwei ältere Leute saßen, allem Anschein nach ein Ehepaar. Schon beim ersten Blick in das Abteil wurde mir klar, warum bisher niemand gewagt hatte, dort Platz zu nehmen. Offenbar hatten die beiden den gesamten Bestand der Zugtoilette an Papierhandtüchern geplündert und damit fein säuberlich jeden Zentimeter des Bodens und der Sitze ausgelegt.

Als ich hereinkam und grüßte, wurde ich mit so misstrauischen und beinahe schon ängstlichen Blicken empfangen, als trüge ich ein Schild um den Hals: *Achtung, ich bin der Überträger einer extrem ansteckenden und stets tödlich verlaufenden Krankheit.*

Während der gesamten Fahrt wurde ich aus den Augenwinkeln beäugt, ob ich auf die unheilvolle Idee käme, auszuatmen oder gar zu niesen.

Es gibt Menschen, die in extremer Angst vor Keimen leben. Das wusste ich schon, bevor ich mein Psychologiestudium begann. Meine Mutter hatte mir von einer Frau in der Nachbarschaft erzählt, die – ohne dass ein medizinischer Grund dafür vorlag – das gesamte Haus zu einer Art Quarantänestation umgebaut hatte. Nicht nur Besucher, auch Familienangehörige mussten eine umfangreiche »Entseuchung« durchlaufen, bevor sie das Innere des Hauses betreten durften. Da der Ehemann, der abends hungrig nach Hause kam, dagegen wohl

vorsichtig protestiert hatte, wurde ihm das Essen beim Heim-
kommen im Auto serviert.

Was mich in beiden Fällen überaus verblüfft hat, war nicht
die Tatsache, dass eine solche Erkrankung existiert, sondern
dass die Familienmitglieder das Leiden der Betroffenen Tag
für Tag verlängerten. Sie ließen sich auf die Versuche ihrer
psychisch erkrankten Angehörigen ein, mit ihren Ängsten
umzugehen. Und spielten mit.

Ich konnte mir beim besten Willen nicht vorstellen, dass das
Ehepaar im Zug sich in einer Selbsthilfegruppe für Zwangser-
krankte kennengelernt hatte. Wahrscheinlich litt nur einer von
beiden unter der Krankheit, und der andere machte mit.

Menschen tun nichts ohne Grund. Auch der nicht betrof-
fene Partner wird einen psychischen Grund dafür haben, nicht
jeden Tag zu sagen: Du bist krank. Ich bestehe darauf, dass du
dir Hilfe holst.

Und selbst wenn der Kranke die Annahme der Hilfe verweigert, gibt es immer noch die Möglichkeit, zum Hausarzt zu
gehen und dessen Rat zu erbitten, oder eine Gruppe für Angehörige von psychisch Kranken aufzusuchen und sich dort zu
informieren, was man tun kann.

Alles andere grenzt an unterlassene Hilfeleistung. Wie lange
würde man es mit ansehen, wenn der Partner körperlich
schwer erkrankt wäre und dennoch den Besuch beim Arzt
verweigert?

Patienten und Normalos

Ein weiterer Klassiker, mit dem der frisch enttarnte Psychotherapeut im Biergarten oder anderswo konfrontiert wird, ist die Frage, ob nicht viel zu viele Leute eine Psychotherapie machen.

Gegenfrage: Sieht unsere Welt tatsächlich so aus, als würden zu viele Leute eine Psychotherapie machen? Falls Sie tatsächlich dieser Meinung sind, besitzen Sie wahrscheinlich keinen Fernseher, schauen zumindest nie Nachrichten und lesen keine Zeitung und waren sehr, sehr lange nicht mehr bei Ihrem Augenarzt, um sich eine neue Brille verschreiben zu lassen.

Nein, ich glaube nicht, dass alle Probleme auf der Welt sich dadurch lösen lassen, dass sämtliche Menschen eine Psychotherapie machen. Aber ich glaube, dass viele Probleme existieren, weil Menschen zu wenig von den unaufgeräumten Ecken in sich selbst wissen. Es gibt Psychotherapeuten, die sich mit den Lebensläufen größenwahnsinniger Diktatoren beschäftigt haben und gute Erklärungen dafür fanden, woran es lag, dass die irgendwann durchgeknallt sind.

Ein Psychotherapeut kann dazu ermutigen, neue Wege zu gehen, sich Dinge zu trauen, von denen man bisher nur heimlich geträumt hat. Es macht den Umgang mit anderen einfacher, wenn man die Altlasten kennt, die man mit sich herumträgt. Wenn man weiß, wo und warum man besonders verwundbar ist, kann man leichter eine Gebrauchsanweisung für sich formulieren, die ein anderer auch verstehen kann, statt wütend und gekränkt zu sein und selbst nicht zu wissen, warum eigentlich.

Ich finde es zumindest keine schöne Vorstellung, dass Paare oder Freunde immer wieder die gleichen Auseinandersetzungen haben und nicht einmal ahnen, worin eigentlich die Ursachen dafür bestehen.

Eine weitere Biergartenmeinung, die üblicherweise nach so etwa zwei Bieren geäußert wird:

Wer gute Freunde hat, braucht keine Psychotherapie.

Falsch. Aus mehreren Gründen.

Zum einen geht es in der Psychotherapie oft um Dinge, die tief im Patienten verborgen liegen, so tief, dass auch die beste Freundin sie nicht kennt. Schlimmer noch: So tief, dass nicht einmal man selbst sie kennt. Diesen Bereich der Psyche, sozusagen die Abstellkammer im Keller, von der man den Schlüssel verloren hat, nennt man das Unbewusste. Wie soll eine Freundin einem helfen, etwas aufzuräumen, an das beide nicht herankommen und von dem sie nicht einmal wissen, dass es existiert?

Freundschaften sind wichtig. Wenn ein Patient erzählt, dass er gute, verlässliche Freunde hat, sind wir froh, weil das eine bessere Prognose ermöglicht als bei jemandem, der prinzipiell davor zurückschreckt, enge Beziehungen einzugehen und der sich vielleicht auch nur schwer auf die therapeutische Beziehung einlassen kann.

Außerdem ermöglicht die Therapie schon durch ihre besondere Form, dass sie anders wirkt als eine Freundschaft. Bei einer Freundin hält man auch mal den Mund, weil man weiß, dass sie über manches anders denkt als man selbst. Von der Psychotherapeutin weiß man – vielleicht abgesehen davon, dass sie zwar einen ganz hübschen Pullover trägt, aber ziemlich abgeschabte Sessel hat – nichts.

Wenn man in Therapie geht, weil man darunter leidet, dass man keine Kinder bekommen kann, weiß man nicht, ob die Therapeutin das Problem am eigenen Leibe erfahren hat oder ob sie glückliche Mutter von sieben Kindern ist. Ist die Freundin dagegen gerade schwanger, traut man sich eher nicht, sie mit seinem diesbezüglichen Kummer zu behelligen. Vielmehr zieht man sich zurück, weil man nicht glaubt, dass sie sich im Entferntesten vorstellen kann, wie es einem geht.

Die Psychotherapeutin hingegen kann helfen zu begreifen, aus welchen Bestandteilen die Enttäuschung über den unerfüllten Kinderwunsch sich zusammensetzt. Solchen aus dem Obergeschoss, dem Bewussten, und solchen aus der verschlossenen Abstellkammer unten im Keller. Eine Freundin kann meist nur versuchen, zu trösten, mehr oder weniger hilflos.

Ebenso, wie Freunde keine Psychotherapeuten ersetzen können, ist es auch nicht möglich, eine Psychotherapie bei sich selbst durchzuführen. Nein, auch Psychotherapeuten können sich nicht selbst heilen. Wenn eine Friseurin feststellt, dass ihre Haare geschnitten werden müssen, geht sie zur Kollegin. Wenn ein Psychotherapeut in eine Lebenskrise gerät, geht er zum Kollegen. Beide tun das aus dem gleichen Grund: Es gibt Stellen, wo man selbst nicht so gut hingucken kann.

Und weil eine ungepflegte Frisur bei einer Friseurin genauso wenig vertrauenerweckend wirkt wie eine ungepflegte Psyche bei einem Psychotherapeuten.

Vielleicht warten wir nicht ganz so lange wie andere Menschen, bevor wir unsere Probleme zu einem Kollegen schleppen, denn wir finden nichts Schlimmes daran, uns mit seelischen Kümmernissen einem Psychotherapeuten anzuvertrauen. Wäre ja auch noch schöner, wenn wir etwas verkaufen würden, von dem wir selbst nichts halten. Außerdem können wir in unserem Beruf nur dann gut sein, wenn wir dafür sorgen, dass unsere eigene Psyche einigermaßen fit ist. Dennoch ist bei manchen Menschen, die sich einem Psychotherapeuten noch nie absichtlich auf mehr als hundert Meter genähert haben, die Meinung noch recht fest ins Hirn eingekratzt:

Die Psychologen haben doch selbst alle einen an der Waffel.

Neulich geriet ich in eine Sendung über die Besatzung eines Schleppers. Einer der jungen Seebären meinte plötzlich, ohne dass ich einen Zusammenhang erkennen konnte: »Vom Psychopathen zum Psychologen ist eine sechswöchige Fortbildung.« Einfach so, nebenbei, wie andere Leute »Aber hallo« sagen, oder »Der Drops ist gelutscht«. Ich neige eigentlich nicht zu extremer Humorlosigkeit, aber das fand ich recht – dreist. Ich drücke mich absichtlich zurückhaltend aus, weil man ja nie weiß, wann es einen mal auf einen Schlepper verschlägt.

Ich bekomme immer wieder gern – auch von Menschen, die mich privat kennen und eigentlich ganz in Ordnung finden – von »Psychologen« erzählt, bei denen die Schwester eines Bekannten war, oder die Eltern eines Klassenkameraden des eigenen Filius sind. Und die seien irgendwie komisch. Also echt daneben. Wenn ich dann nachfrage, bekomme ich nie eine gescheite Antwort. Weder erfahre ich, in welchem Bereich die Leute arbeiten, noch, welche Ausbildung sie haben. Sobald ich versuche, einen handfesten Beweis für die Existenz »komischer Psychologen« zu bekommen, löst der sich in Luft auf. Wie bei einem Gerücht. Oder bei der Suche nach Beweisen, dass Außerirdische seit 1947 unter uns leben und weite Bereiche der Süßwarenindustrie kontrollieren.

Natürlich gibt es auch unter meinen Kollegen welche, die ich irgendwie seltsam oder gar unsympathisch finde. Aber auch nicht mehr, als ich wahrscheinlich bei einer Versammlung der Autolackiererinnung oder beim Juristentag finden würde.

Ich bezweifle ebenfalls nicht, dass es bessere und schlechtere Psychotherapeuten gibt. Aber seltsamerweise löst sich auch hier vieles auf, sobald ich nachfrage, bei wem denn die Schwester des Bekannten in Behandlung war. Da ist dann die Rede davon, dass das »wohl ein Psychologe« war, bei dem die Betreffende »aber nur ein paar Stunden« war. Was würde man davon halten, wenn jemand erzählt, jemand sei einmal bei jemandem gewesen, der »wohl ein Arzt« war, der ihm bei seiner körperlichen Erkrankung aber nicht habe helfen können? Wie gesagt, ich zweifle nicht daran, dass es, wie in jedem anderen Beruf, auch in dem unseren solche und solche gibt, und bestimmt sind auch ein paar schwarze Schafe darunter. Schade fände ich es nur, wenn jemand, der psychotherapeutische Hilfe braucht und von einer Behandlung profitieren könnte, sie nicht in Anspruch nimmt, weil unbewiesene Vorurteile von Leuten verbreitet werden, die keine Ahnung haben, wovon sie reden.

Die »Einen-an-der-Waffel«-Fraktion hat gern auch noch einen anderen Spruch parat:

Die werden doch nur Psychologen, um sich selbst zu heilen.

Menschen haben sehr unterschiedliche Gründe, Fernfahrer oder Richterin zu werden. Und unterschiedliche Gründe, Psychotherapeut zu werden. Niemand tut etwas grundlos.

Ich bin beispielsweise Psychotherapeutin geworden, weil ich das Detektivspielen liebe. Ich finde es spannend herauszufinden, was jemand dazu bringt, etwas zu tun, von dem er selbst nicht weiß, warum er es tut.

Natürlich ist die Neugier darauf, wie Menschen funktionieren, und somit, wie man selbst funktioniert, auch eine der Triebfedern, Psychologie zu studieren und eine Ausbildung zum Psychotherapeuten zu machen. Man kann eine Ausbildung zum Elektriker machen und es irgendwann ganz praktisch finden, dass man auch beim eigenen Hausbau ein paar Leitungen verlegen kann. Das ist ein netter Nebeneffekt. Aber kein Mensch wird ausschließlich aus diesem Grund Elektriker.

Bei uns kommt verschärfend hinzu, dass das wegen der Geschichte mit dem Unbewussten nicht funktionieren würde. Wir können uns nicht selbst therapieren. Punkt. Warum sollte man ein komplettes Studium samt ebenso langer Zusatzausbildung auf sich nehmen, wenn man einfach nur eine Psychotherapie machen müsste?

Zumal es spätestens in der therapeutischen Zusatzausbildung Ausbilder gibt, die jemanden, der für diesen Beruf nicht die nötige Stabilität mitbringt, am Schlafittchen packen und ihm stecken würden, dass er an dieser Stelle verkehrt ist.

Nein, auch dieses Vorurteil überzeugt mich nicht.

Dabei ist es gar nicht mal so unverständlich, dass solche Vorurteile existieren. Zumindest aus Psychologensicht. Ihnen liegen wohl die gleichen Gründe zugrunde, aus denen man sich als Junge früher das schönste Mädchen der Schule hässlich geredet hat. Wahrscheinlich wäre die total blöd zu einem, wenn man sie fragen würde, ob man sie auf ein Eis einladen darf. Und da eine solche Ablehnung in diesem Alter nicht zu den normalen Lebensrisiken zählt, sondern zu Naturkatastrophen, redet man sich ein, sie sei vielleicht einigermaßen ansehnlich, aber garantiert eine komplette Dumpfnuss. Etwas Ähnliches hat der Psychologe Paul Watzlawick in seinem berühmten Hammer-Beispiel beschrieben.

Ein Mann braucht einen Hammer und beschließt, den Nachbarn zu fragen, ob er ihm seinen leihen würde. Auf dem Weg dorthin malt er sich die Szene aus, die Worte, mit denen er seine Bitte vortragen will. Mit jedem Schritt ist er überzeugter davon, dass der Nachbar sie ihm abschlagen wird. Er steigert sich richtig in diese Vorstellung hinein. Als der Nachbar schließlich auf sein Klingeln die Tür öffnet, schreit er nur: »Behalten Sie Ihren Hammer!«

Bevor man selbst verletzt wird, haut man lieber vorsorglich als Erster zu.

So ähnlich verhält es sich wohl mit der beliebten Behauptung, Psychologen seien doch selbst nicht ganz dicht. Da viele Menschen davon überzeugt sind, Psychologen neigten dazu, Menschen für verrückt zu erklären, beschließen sie in einer

Art Vorwärtsverteidigung, Psychologen seien doch selbst daneben. Bevor die auf die Idee kommen, es von ihnen zu behaupten. Eigentlich steht dahinter die Frage, ob man selbst ganz normal ist. Damit beschäftigen wir uns gleich. Zunächst aber noch zu einem anderen Vorurteil, das Psychologen mitunter um die Ohren gehauen wird.

Gern wird behauptet, dass Psychologen und Psychotherapeuten immer Ausreden und Entschuldigungen für Verbrecher suchen. Die kämen dann immer gleich mit der schlimmen Kindheit von Mördern und Kinderschändern und wären der Meinung, die seien gar nicht selbst schuld.

Es gibt Verbrechen, die einfach nur hilflos und wütend machen. Solche heftigen Emotionen schließen häufig auch differenzierteres Denken aus, und da wird dann gern auch mal »Erklärung« und »Entschuldigung« durcheinandergebracht.

Ich hatte anfangs schon einmal die Frage aufgeworfen, ob Psychologe oder Psychotherapeut vielleicht so etwas wie ein unehrenhafter Beruf im mittelalterlichen Sinne ist. Die Bezeichnung bezog sich damals auf die Berufe, die mit Schmutz oder Tod zu tun hatten. Damit wollen wir nicht in Berührung kommen, und wir verachten Menschen, die es tun, als könnten wir diese Bereiche damit aus unserem Leben verbannen.

Aber wir reden hier nicht über Emotionen, sondern über Wissenschaft. Etwas, das sich weitestgehend ausschließt. Einem Wissenschaftler steht es gut an, unvoreingenommen an den Gegenstand seiner Untersuchung heranzugehen. Selbst wenn es sich dabei um Menschen handelt, die anderen schweren Schaden zugefügt haben. Ein Wissenschaftler hat nicht zu werten, sondern lediglich zu untersuchen und die Ergebnisse darzustellen. Die Wertung bleibt anderen überlassen, beispielsweise Politikern.

Wenn sich herausstellt, dass ein Verbrecher eine unerfreuliche Kindheit gehabt hat, was in der Regel der Fall ist, dann ist das zunächst einmal eine Tatsache. Natürlich ist es angenehmer zu glauben, dass jeder Mensch über einen freien Willen verfügt, dass man sich an jedem Punkt für das Gute und gegen das Böse entscheiden kann. Das ist jedoch eine Diskussion, die wir nicht führen, sondern die wir den Philosophen und Theologen überlassen. Wir liefern nur die Fakten, und die besagen nun einmal, dass Verbrecher und Nichtverbrecher sich unter anderem darin unterscheiden, wie sie ihre ersten Lebensjahre verbracht haben.

Welche Schlussfolgerungen eine Gesellschaft daraus zieht, ist unterschiedlich. Sie kann sagen: Das ist uns egal, wir bringen solche Leute um, oder sie kann die Täter wegsperren.

Meine persönliche Meinung ist jedenfalls, dass es tausendmal besser ist, Verbrechen zu verhindern, als sich zu überlegen, wie man im Interesse der Opfer und der Gesellschaft Verbrecher bestraft. Dafür ist es wichtig zu begreifen, was Verbrecher überhaupt zu dem hat werden lassen, was sie sind. Selbst, wenn es bedeutet, sich schmutzig zu machen, indem man etwas genauer anschaut, was die meisten lieber meiden würden.

Aber wir wollten uns ja die Geschichte mit der Normalität noch einmal genauer anschauen, die tatsächlich viele Menschen insgeheim beschäftigt.

Trauen Sie sich ruhig, sprechen Sie die Frage aus:

Bin ich normal?

Das würde mich wundern.

Viele Menschen glauben, dass Psychotherapeuten nichts lieber tun, als sie danach einzusortieren, ob sie normal sind oder nicht. Dabei nehmen wir das Wort »normal« normalerweise nicht einmal in den Mund.

Normal bedeutet nichts anderes als »der statistischen Norm entsprechend«. Mit anderen Worten: Mittelmaß. Und wollen wir nicht alle lieber ein bisschen ungewöhnlich sein statt Mittelmaß?

In der Pubertät ist die Frage »Entspreche ich der Norm?« ungeheuer wichtig. Der geschützte Rahmen der Familie wird probeweise ab und zu verlassen, und die Aufgabe besteht darin, herauszufinden, ob man sich auch in der Welt außerhalb zurechtfinden kann. Vorsichtshalber zunächst einmal unter Gleichaltrigen. Weder zuvor noch danach ist der Anpassungsdruck je wieder so stark wie in dieser Zeit. Die Freunde legen fest, was man anziehen darf, welche Musik man hören darf, wer der erste Freund oder die erste Freundin sein darf und mit wem man sich heillos blamieren würde. Individualität ist streng verboten. Zu einer Zeit, in der man sich von den Eltern nicht mehr das Mindeste sagen lassen möchte, unterwirft man sich dem ungleich strengeren Regiment der Gleichaltrigen, ohne mit der Wimper zu zucken.

Wenn Sie sich öfter die Frage stellen, ob Sie normal sind, steckt vielleicht noch ein Stückchen Pubertierender in Ihnen, der genauso sein will wie der coolste Typ der Klasse, und der Angst hat, zum Außenseiter zu werden, weil er klassische Musik hört oder gar heimlich Briefmarken sammelt.

Mit psychischer Gesundheit hat das nichts zu tun, im Gegenteil. Es scheint vielmehr so zu sein, dass die Menschen besonders glücklich sind, die sich Individualität erlauben. Ein Großteil psychotherapeutischer Arbeit besteht darin, die Patienten gerade dazu zu ermutigen.

Von Menschen, die sich in großem Maße gestatten, ein Individuum zu sein, sagen wir, sie hätten einen Spleen oder seien exzentrisch. Manche Leute beschließen, am Wochenende mit anderen in einem Indianerdorf zu leben, und bringen jede freie Minute damit zu, ihre Mokassins selbst zu nähen. Andere haben im Garten echte Feuerwehrautos stehen oder sie häkeln Sushi. Doch, das kann man tun. Sieht übrigens sehr nett aus.

Ob das der statistischen Norm entspricht oder nicht, interessiert den Psychotherapeuten so wenig wie der sprichwörtlich umfallende Sack Reis in China. Ihn interessiert nur, ob Sie dabei glücklich sind oder nicht. Wenn Sie das Ganze nur Ihrem Mann zuliebe tun (wobei es den meisten Männern relativ egal ist, ob man Sushi häkelt oder nicht, solange man sie bereitwillig zu Veranstaltungen begleitet, bei denen alte Motoren gezeigt werden), deshalb depressive Symptome entwickeln, das aber nicht durchschauen und deshalb zu uns kommen – dann wird es interessant für uns. Ansonsten können Sie so lange tomahawkschwingend ums Lagerfeuer tanzen, wie es Ihnen Spaß macht. Das entlastet unsere Wartezimmer und unsere Wartelisten.

Etwas ganz anderes ist es, wenn Sie leiden. Gegen Leiden sollte man auf jeden Fall versuchen, etwas zu unternehmen. Oder wenn Sie Ihre Individualität auf Kosten anderer ausleben. Wenn Sie meinen, Ihr Recht auf freie Persönlichkeitsentfaltung schließe ein, in den Vorgarten des Nachbarn zu pinkeln oder ihn einen Faschisten zu nennen, der seine Frau nur deshalb schlägt, weil er sich nicht traut, sein uneingestandenes Schwulsein auszuleben – da endet Ihr Recht auf Individualität. Auch wenn Sie noch so überzeugend vorbringen können, dass Ihr Nachbar ein frauenfeindlicher, rechtsradikaler, verklemmter Vollpfosten ist. Selbst wenn Sie damit höchstwahrscheinlich recht haben.

Mit der Normalität ist es also ganz einfach. Wenn etwas Spaß macht, Sie sich damit nicht selbst schädigen und Sie niemandem wehtun – tun Sie es, um Himmels willen. Und danken Sie dem Schicksal oder einer Gottheit Ihrer Wahl dafür, dass Sie in einem Land leben, das so viel Individualität gestattet.

Die Zeiten, als Psychotherapeuten noch am liebsten untersucht haben, was ihren Patienten fehlt, sind lange vorbei. Der Psychotherapeut der Jetztzeit stellt viel lieber fest, was ein Patient gut kann. Auf Patienten, die meinen, sie können gar nichts gut, können dabei ein paar nette Überraschungen warten. Und bei dem, was die Patienten so richtig granatenmäßig versiebt haben, wird geschaut, wie das geschehen konnte, und wie man es besser machen könnte.

Zum Thema Normalität hier noch die Meinung Sigmund Freuds, des Begründers der Psychoanalyse. Er definierte Normalität folgendermaßen: *Psychisch gesund ist, wer arbeits- und liebesfähig ist.*

Das ist doch ein relativ einfacher Merksatz, mit dem sich leben lässt.

Immer wieder höre ich von Patienten, dass deren Verwandte oder Freunde diesen Satz besonders gern sagen:

Heute meint doch jeder, er müsse zum Psychotherapeuten rennen.

Oft kommt dann noch der Zusatz:
Das sind doch alles Leute aus der gehobenen Mittelschicht, die sich ihre Probleme nur einreden.

Sind Sie auch dieser Meinung?

Seien Sie gegrüßt! Ich komme vom Planeten Erde und finde es immer wieder spannend, Lebewesen aus Paralleluniversen zu begegnen, wo Dinge offenbar völlig anders sind als bei uns.

Aber im Ernst: Möglicherweise beziehen die Leute, die diese Meinung vertreten, ihre Vorurteile aus dem Konsum von Filmen und Serien, die über den Großen Teich zu uns kommen. Dass das amerikanische Gesundheitssystem – gelinde gesagt – ein ganz kleines bisschen anders ist als bei uns, hat sich inzwischen herumgesprochen. In vielen Ländern wird die psychotherapeutische Behandlung nicht von den Krankenkassen übernommen, und tatsächlich kann nur die gehobene Mittelschicht sie sich leisten. Deshalb gibt es dort möglicherweise neben Patienten, die sich von ihren Symptomen in ihrer Lebensqualität stark beeinträchtigt fühlen, auch solche, für die Psychotherapie tatsächlich eher Abenteuer- als Heilungscharakter hat.

In Deutschland hingegen sind Psychotherapiepatienten laut Statistik weder besonders jung noch besonders reich, nicht einmal intelligenter als andere Menschen. Vielmehr bilden sie in all diesen Bereichen ziemlich genau die Verteilung in der Bevölkerung ab. Mit zwei Ausnahmen: Alte Menschen kommen seltener in Psychotherapie, aus dem gleichen Grund, aus dem alte Menschen häufig nicht genug trinken – weil es früher nicht üblich war.

Und Männer suchen seltener einen Psychotherapeuten auf als Frauen. Was nicht verwunderlich ist. Das Geschlecht, das vor Erfindung des Navis eher einen halben Tag im Kreis gefahren ist als nur einmal einen Passanten nach dem Weg zu fragen – das wird sich doch erst recht niemandem anvertrauen, wenn es um unerklärliche Ängste geht. Sondern es fährt lieber weiter im Kreis.

Übrigens bevorzugen sowohl männliche als auch weibliche Patienten meist Psychotherapeutinnen. Auch das ist nicht verwunderlich, da schon Kinder lernen, sich mit ihren Kümmernissen eher der Mama als dem Papa anzuvertrauen. Da es aber mehr Psychotherapeutinnen als Psychotherapeuten gibt, passt es dann wieder. Auf einen männlichen Therapeuten kommen zwei weibliche.

Die Menschen, die behaupten, heute renne doch jeder gleich »zum Psychologen«, wenn er nur einmal schlechte Laune habe, sind die gleichen, die meinen, eigentlich gäbe es überhaupt nie einen Grund, in Psychotherapie zu gehen. Und höchstwahrscheinlich sind es die gleichen, die der Meinung sind, wer unter einer schweren Depression leide, müsse nur öfter mal an die frische Luft gehen, und schon werde er auf der Stelle gesunden.

Schütteln Sie nicht den Kopf, genau das ist es, was meine depressiven Patienten mir erzählen. Anscheinend wird das im

Doppelpack geliefert: Depressive Erkrankungen und Angehörige, die der Meinung sind, das sei doch alles nur eine Frage der Einstellung. Man müsse sich nur ein bisschen am Riemen reißen, an etwas anderes denken, und schon sei die Sache geritzt. Und wenn das alles nicht helfe, sei Arbeit immer noch die beste Medizin.

Nichts gegen Frischluft. Die kann ebenso stimmungsaufhellend wirken wie Karaokesingen, Sushihäkeln oder die Teilnahme an Traktorrallyes. Gesetzt den Fall, dass die Stimmung eben nur ein wenig Aufhellung braucht. Solange das noch funktioniert, handelt es sich allenfalls um eine leichte depressive Verstimmung, nicht um eine Depression. Aber erzählen Sie das mal den Angehörigen von Depressiven.

Trotz aller Vorurteile, trotz vieler in der Gegend herumschwirrender Falschinformationen gibt es Menschen, die es tatsächlich schaffen, zu erkennen, dass eine Psychotherapie hilfreich für sie sein könnte, und die es schaffen, den Weg dorthin zu finden. Schauen wir uns einmal an, was das für Menschen sind, die eine Psychotherapie machen.

Diejenigen, die sich zu einer Psychotherapie entschließen, unterscheiden sich in einem wesentlichen Punkt von denen, die es nicht tun:

Sie sind tapferer.

Ja, das meine ich ernst.

Sie stellen sich einer Situation, die nicht immer einfach ist, einer Situation, die verlangt, sich mit viel Geduld und einer Wurzelbürste auch den dunkleren Flecken auf dem Seelenkostüm zu stellen.

Wer noch nie eine Psychotherapie gemacht hat, blickt vielleicht auf die herab, die es tun. Aber seien Sie ganz sicher: Umgekehrt ist es genauso. Sobald die Patienten begriffen haben, worum es in einer Psychotherapie geht, neigen sie dazu, ein klein wenig elitär zu werden und zwischen denen zu unterscheiden, die auch schon den Marsch durch die Psychosümpfe hinter sich haben und denen, die ihn scheuen. So wie – ich bitte, mir den arg kriegerischen Vergleich nachzusehen – Soldaten, die eine Tapferkeitsmedaille erhalten haben, wahrscheinlich auf die herabblicken, die sich eher in den Fuß schießen würden, als an die Front zu gehen.

Ich kann es meinen Patienten nicht verdenken.

Immer sind die Eltern schuld!

Außer größerem Mut gibt es noch etwas, in dem Psychotherapiepatienten sich von anderen unterscheiden. Immer wieder werde ich gefragt, welche Menschen denn so zu mir kommen. Manchmal aus echtem Interesse, manchmal in der heimlichen Sorge, es könne sich herausstellen, dass man auch »so etwas nötig« hat. Ich zähle Ihnen mal einige der Beschwerden auf, die Patienten zu mir führen:

Viele klagen zu Beginn der Behandlung über depressive Verstimmungen. Sie haben das Gefühl, immer wieder in tiefe schwarze Löcher zu fallen. Sie haben keine Lust mehr, am Leben draußen teilzunehmen, und würden sich am liebsten verkriechen, vielleicht gar nicht erst aus dem Bett aufstehen. Viele berichten, sie hätten ein geringes Selbstwertgefühl und fühlten sich minderwertig. Manche haben Selbstmordgedanken. Einige leiden unter Ängsten, manche unter solchen, die sich auf die Gesundheit oder den Körper beziehen, oder sie berichten über körperliche Symptome, für die sich von ihren Ärzten keine Ursache finden lässt. Manche Patienten verspüren eine innere Unruhe, haben Schlafstörungen oder Albträume. Viele fühlen sich einsam, haben Probleme mit dem Partner, mit den Eltern oder am Arbeitsplatz. So unterschiedlich die Beschwerden sein mögen – eines Tages ist mir klar geworden, dass alle meine Patienten eines gemeinsam haben: Sie alle haben unreife Eltern.

Mittlerweile glaube ich, dass genau das der Grund ist, der Menschen dazu bringt, sich mit ihren Nöten einem Psychotherapeuten anzuvertrauen. Sie fühlen sich unzureichend ausgestattet, um mit einer neuen oder einer sich wiederholenden, aber bisher nicht gelösten Lebenssituation umzugehen.

Ständig stellt das Leben uns vor neue Herausforderungen. Wir müssen uns von der Mutter verabschieden, um in den Kindergarten zu gehen, wir müssen in der Schule still sitzen und aufpassen, wir müssen uns in die Gruppe Gleichaltriger integrieren. Später müssen wir den richtigen Partner für uns gewinnen, wir müssen Verantwortung für unsere Kinder übernehmen, wir müssen zunächst für sie da sein und sie später wieder loslassen. Wir müssen uns damit abfinden, dass wir geliebte Menschen verlieren und dass wir alt werden. Und das sind nur einige der Aufgaben, die uns erwarten können. An jeder von ihnen können wir scheitern.

Je unreifer Ihre Eltern waren, desto größer ist die Wahrscheinlichkeit, dass Sie im Laufe Ihres Lebens in Lebenskrisen geraten, in denen es sinnvoll wäre, eine Psychotherapie zu machen. Diese Lebenskrisen ereignen sich oft dann, wenn man sich eigentlich einer Reifungsaufgabe stellen müsste.

Eltern sind dazu da, einem Kind die Welt und sich selbst zu erklären. Unreife Eltern können das nicht. Sie konnten ihren Kindern nur beibringen, was ihrem eigenen Reifegrad entsprach. Mitunter hat das tatsächlich mit dem Alter zu tun. Bei sehr jungen Müttern ist das Risiko deutlich erhöht, dass das Kind misshandelt oder vernachlässigt wird. Andererseits ist man nie zu alt dafür, eine Karriere als unreife Mutter oder als unreifer Vater zu starten.

Manchmal kommen Menschen mit einem Problem in die Praxis, das ausschließlich in der Gegenwart liegt, wo es nur darum geht, Begleitung in einer schwierigen Lebensphase zu haben. Hier ist die Ursache von Anfang an klar, und die unbewusste Abstellkammer spielt vielleicht nur eine geringe Rolle. Möglicherweise geht es um den Verlust eines nahen Angehörigen, darum, dass der Partner sich getrennt hat oder dass man selbst schwer erkrankt ist.

Das sind die Fälle, bei denen eventuell auch die Unterstützung eines guten Freundeskreises ausreichen würde. Trotzdem entscheiden sich manche Menschen auch hier für eine Psychotherapie, weil sie jemanden suchen, der imstande ist, auch sehr heftige Gefühle auszuhalten, und der sie ihnen nicht ausreden will, weil er davor erschrickt oder weil sie ihn hilflos machen.

Meistens kommen die Patienten jedoch mit Symptomen, die sie verwirren und deren Ursachen sie sich nicht erklären können. Oder sie befinden sich in Situationen, die sie nicht überschauen können, beispielsweise wiederholten Problemen in der Partnerschaft (»Warum scheitern meine Beziehungen immer?«) oder im Beruf. Hier geht es darum, den Anteil, der mit einem ungelösten lebensgeschichtlichen Problem zu tun hat, aufzudecken.

Lebensgeschichtlich, ha! Unreife Eltern! Sie haben es geahnt. Psychologen geben immer den Eltern die Schuld an allem. Ja, es stimmt, wir gehen davon aus, dass das, was in der frühesten Lebensphase geschieht, die Persönlichkeit eines Menschen prägt, seine Einstellung zu sich selbst und zur Welt. Für Patienten ist es oft schwer zu akzeptieren, dass für ihre aktuellen Probleme vielleicht etwas verantwortlich ist, woran sie sich gar nicht mehr erinnern können. So kann ein Kind mit drei Jahren adoptiert worden sein, oder die Mutter hat sich damals auf Nimmerwiedersehen von ihrem gewalttätigen Ehemann getrennt, und das Kind hat keine Erinnerung an die Zeit vorher. Es scheint so zu sein, dass wir uns bewusst erst an die Zeit erinnern können, zu der wir bereits sprechen konnten. Was allerdings nicht im Mindesten bedeutet, dass die Zeit vorher – so wie die Kindheit überhaupt – nicht den Bauplan unserer Psyche prägt.

Ich finde es immer wieder bemerkenswert, wenn ich privat Menschen kennenlerne, die Stein und Bein schwören, was in ihrer Kindheit geschehen sei, liege lange hinter ihnen und spiele für sie keine Rolle mehr. Sobald sie jedoch nur einen Tropfen Alkohol getrunken haben, erzählen sie den Rest des Abends von Eltern, die sie schon mit vier Jahren auf die jüngeren Geschwister aufpassen ließen, während sie selbst tanzen gingen, oder vom Vater, der immer nur Interesse für den älteren Bruder gezeigt hat.

Ja, wir Psychotherapeuten glauben daran, dass die Haltung eines Menschen zur Welt, ob er sich darin grundsätzlich geborgen fühlt oder ob er sie als feindselig empfindet, sich bereits in den ersten eineinhalb Jahren seines Lebens entwickelt.

Aber um Schuld geht es dabei ganz gewiss nicht. Dieser Begriff hat vielleicht etwas in Gerichtssälen verloren oder dort, wo es auf einer Kreuzung gescheppert hat, nicht aber in einer psychotherapeutischen Praxis.

Keine Frage: Es gibt Eltern, die man für Monster halten könnte, und es gibt keine Grausamkeit, zu der Eltern ihren Kindern gegenüber nicht fähig wären. Diese Dinge geschehen pausenlos irgendwo auf der Welt oder gerade jetzt ganz in Ihrer Nähe.

Elternschaft ist kein Ausbildungsberuf, auch wenn Psychotherapeuten sich nach einem langen harten Arbeitstag oftmals nichts mehr wünschen als das. Manche Patienteneltern hatten lange auf ein Kind gewartet, andere waren Jugendliche, die ungeplant schwanger wurden, manche haben Kinder bekommen, weil es einfach »dazugehört«. Aber alle, die besten und die schrecklichsten, machen es so gut sie es können.

Es gibt Versuche, die zeigen, dass sogenannte Elternschulen, flächendeckend eingesetzt, Erfolge erzielen, die noch Jahrzehnte später messbar sind. Man braucht junge Elternpaare lediglich ein paar Stunden lang in Vorträgen darüber zu informieren, was ein Kind braucht, was seiner Entwicklung nützt und was ihm schadet. Man setzt einen Sozialarbeiter in das Viertel, an den sie sich bei entsprechenden Fragen wenden können. Dann wartet man zwanzig Jahre lang ab. Und stellt fest, dass es in diesem Viertel (im Vergleich mit anderen, wo diese Maßnahme nicht stattgefunden hat) weniger Kriminalität, höhere Schulabschlüsse und eine geringere Arbeitslosenquote gibt.

Vielleicht lehnt manche Mutter oder mancher Vater ihr oder sein Kind ab. Manche Eltern quälen ihre Kinder sogar. Wahrscheinlich haben Sie einen Fernseher oder lesen ab und zu die Zeitung. Ich muss also nicht ins Detail gehen. Aber niemand beschließt, ein sadistisches oder vernachlässigendes Elternteil zu werden.

Unfähige Eltern hatten selbst unfähige Eltern, und wenn man lange genug zurückgeht, kommt man irgendwann zu Quastenflossern, deren Nachkommen sich wünschen, es gäbe bereits so etwas wie ein Jugendamt. Nein, wir geben den Eltern nicht die Schuld daran, wenn es ihnen nicht gelungen ist, einen glücklichen, selbstbewussten Menschen aus unserem Patienten zu machen. Sie haben es so gut gemacht, wie sie konnten.

Bevor wir zurück zum Thema »unreife Eltern« kommen, erst einmal zur Frage, was »reif sein« überhaupt bedeutet und was es heißt, erwachsen zu sein.

Ganz bestimmt bedeutet es nicht, aufs Spielen verzichten zu müssen, aufs Schmusen, aufs Neugierigsein, eben auf all das, was eine glückliche Kindheit ausmacht.

Die überzeugendste Definition, die ich bisher gehört habe, lautet: *Erwachsensein bedeutet, für sich selbst und andere Verantwortung übernehmen zu können.*

Erwachsensein bedeutet auch, imstande zu sein, seine Impulse zu kontrollieren. Für einen Dreijährigen scheint die Welt zusammenzubrechen, wenn er sich in einen Schokoriegel verliebt und ihn nicht bekommt. Unter Umständen wirft er sich im Supermarkt auf den Boden, trommelt mit Händen und Füßen und schreit, als gehe es tatsächlich um etwas Ernstes. Von Erwachsenen erwarten wir, dass sie dergleichen unterlassen, selbst wenn es nicht nur um einen Schokoriegel geht, sondern um etwas wirklich Lebenswichtiges. Ein neues iPad zum Beispiel.

Denken dürfen Sie, was Sie wollen. Und ja, man darf seinem Chef oder seinem bösen Nachbarn gegenüber (vor allem, wenn er ein frauenfeindlicher, rechtsradikaler, verklemmter Vollpfosten ist) durchaus unfreundliche Gedanken hegen und sich vielleicht in seiner Fantasie auch einmal genüsslich das eine oder andere Szenario zu seinen Ungunsten ausmalen. Wenn Sie sich allerdings immer wieder zu wütenden Beschimpfungen hinreißen lassen, müssen Sie an Ihrer Impulskontrolle arbeiten. Und wenn Sie ihm schon einmal Fäkalien in den Briefkasten gesteckt haben, müssen wir wohl das ganze Kapitel mit dem Erwachsensein noch einmal wiederholen. Oder schreiben Sie es in diesem Fall besser hundertmal ab.

Unreife Eltern sind irgendwo auf dem Weg zum Erwachsensein stecken geblieben. Oft in der Pubertät. Und sie sind nicht imstande, die Aufgaben zu übernehmen, die mit dem Elternsein üblicherweise einhergehen.

Im Zug saß kürzlich eine Mutter mit ihrem etwa elfjährigen Sohn vor uns. Schon nach kurzer Zeit stellte sich heraus, wer hier in Wahrheit das Kind und wer das Elternteil war. Der Sohn versuchte, ruhig und diplomatisch eine Eskalation zu vermeiden, und man merkte ihm die Erfahrung darin deutlich an. Währenddessen provozierte die Mutter ihn pausenlos. So nannte sie verschiedene Gewässer und ließ ihn raten, ob es sich um einen See oder einen Fluss handelte. Lag er richtig, entlockte ihr das lediglich ein wenig begeistertes Knurren oder die Bemerkung: »Naja, ein Glückstreffer.« Lag er falsch, hieß es: »Was, das weißt du nicht? Du bist ja blöd!« Das alles im Ton einer älteren Schwester, die sich darüber ärgert, dass sie auf den kleinen Bruder aufpassen soll und die ihn deshalb piesackt.

Viele unreife Eltern verhalten sich eher wie genervte, missgünstige oder sadistische ältere Geschwister. Da wird dem Kind (und ich bin ganz bestimmt keine, die der Verwöhnung das Wort redet) beispielsweise versagt, ein Instrument zu erlernen, weil man das selbst früher auch nicht durfte. Es gibt aber auch Väter, die es lustig finden, den Kopf des kleinen Sohnes zwischen ihre Beine zu klemmen und ihm ins Gesicht zu furzen.

Nicht alle unreifen Eltern sind in der Pubertät hängen geblieben. Bei manchen steckt im Körper eines ausgewachsenen Menschen eine kleine, verletzte Kinderseele. Für andere ist das nicht unbedingt sichtbar. Diese Menschen können im Alltag unauffällig funktionieren, eine Ausbildung machen, einen Partner finden, sich fortpflanzen. Und trotzdem sind sie tief in ihrem Inneren Kinder geblieben.

Ich habe mit älteren Patientinnen gearbeitet, die erst nach dem Tod ihres Mannes in eine Krise gerieten, depressiv wurden und eine Psychotherapie aufsuchten. Es zeigte sich, dass sie überfordert waren damit, ihr Leben zu gestalten. Natürlich ist es mehr als begreifbar, dass es schwer ist, den Verlust des

Menschen zu verarbeiten, mit dem man etliche Jahrzehnte zusammengelebt hat.

Allerdings war das nicht der Kernpunkt der Probleme. Diese Menschen fühlten nicht den Schmerz, den jemand empfindet, dessen Partner gestorben ist, sondern den eines Kindes, das seine Eltern verloren hat. Nachdem sie das Elternhaus verließen, hatte der Partner die Rolle der Eltern übernommen. Er hatte dafür gesorgt, dass sie nie allein waren, dass sie nie Angst haben mussten, weil er ihnen all das abnahm, womit sie sich überfordert fühlten. Dies hatte über viele Jahre verdeckt, dass sie nie erwachsen geworden waren.

Oft kamen die Patienten auch deshalb zu mir, weil sie von ihren erwachsenen Kindern enttäuscht und der Meinung waren, die meldeten sich zu wenig. Bei näherer Betrachtung stellte sich heraus, dass sie an ihre Kinder wiederum eher die Erwartungen hatten, die man als Kind an seine Eltern hat, nicht die, die man als Eltern vernünftigerweise an erwachsene Kinder hat.

Hin und wieder erzählen mir meine Patienten, dass sie ein schlechtes Gewissen gegenüber ihren alten Eltern haben. Natürlich ist es in Ordnung, wenn man den Wunsch hat, jemandem etwas zurückzugeben, von dem man selbst viel bekommen hat. Bei dieser Sorte von schlechtem Gewissen handelt es sich allerdings um eine ganz spezielle Art von Gefühl. Es ist kein Gefühl, das ein Erwachsener gegenüber einem anderen hat, sondern eher ein Schuldgefühl, das ein Erwachsener gegenüber einem vernachlässigten Kind hat, für das er verantwortlich ist.

Ein Beispiel aus dem therapeutischen Alltag, das diese Art von Gefühlen gegenüber Eltern illustriert, die innerlich Kinder geblieben sind: Eine Patientin erzählt, dass sie nicht weiß, wie sie mit dem schlechten Gewissen umgehen soll, das sie häufig der verwitweten Mutter gegenüber plagt. Vor einigen Tagen hatten sie und ihr Mann Hochzeitstag, und sie unternahmen einen Ausflug in die Stadt, in der sie sich kennengelernt hätten. Es sei ein wunderschöner Tag gewesen. Doch sei es ihr nahezu unerträglich gewesen, sich von der Mutter zu verabschieden. Sie habe sich ausgesprochen gemein gefühlt, dass sie die Mutter nicht gebeten habe, mitzukommen.

»Nicht, dass Sie mich falsch verstehen«, sagt die Frau. »Meine Mutter hat uns einen schönen Tag gewünscht, und sie stellt nie irgendwelche Forderungen an mich. Warum habe ich nur immer diese Schuldgefühle?«

Aus der Beziehung von Mutter und Tochter, die sehr gut ist, lässt sich dieses Gefühl nicht erklären. Auch das Verhältnis zwischen der Mutter und dem Mann der Patientin ist herzlich. Die Therapeutin bittet die Patientin, etwas von der Lebensgeschichte der Mutter zu erzählen. Die Großmutter der Patientin war gestorben, als die Mutter noch ein Kleinkind war. Aber die Mutter wuchs dennoch zu jemandem heran, der sein Leben meisterte. Ein Teil von ihr hatte sich allerdings nicht weiterentwickelt. In ihr war stets noch das kleine Mädchen, das seine Mutter verloren hatte. Und obwohl die Patientin Stein und Bein schwor, ihre Mutter sei ein Mensch, der nie absichtlich jemand ein schlechtes Gewissen mache, spürte sie unbewusst dieses kleine, traurige Mädchen, und ihr Gefühl der Mutter gegenüber war in solchen Situationen wie der beschriebenen immer das einer Mutter, die einem Kind einen sehnlichen Wunsch abschlägt.

Man könnte annehmen, dass Psychotherapeuten von Eltern erwarten, Übermenschen zu sein. Das tun sie ganz gewiss nicht. Den Fachbegriff für das, was die Therapeuten sich wünschen, prägte der englische Kinderarzt und Pychoanalytiker Winnicott. Er lautet: the good enough mother. Etwas holprig aus dem Englischen übersetzt heißt das: die ausreichend gute Mutter. Nicht die perfekte. Die schon gar nicht. Ich habe einmal einen Familientherapeuten sagen hören, perfekte Eltern seien das Schlimmste, was man einem Kind antun könnte.

Was also ist eine ausreichend gute Mutter? Fangen wir mit dem einfachen Modell an und kommen dann zur Mutter mit Luxussonderausstattung. Zunächst einmal ist eine ausreichend gute Mutter eine, die ihr Kind nicht hasst. Zumindest nicht grundsätzlich. Alle wirklich hervorragenden Mütter, die ich kenne, die wunderbare, glückliche und ihr Leben gut bewältigende Kinder großgezogen haben, haben irgendwann den Gedanken gehabt: Ich könnte sie beziehungsweise ihn an die Wand klatschen.

Erstaunlicherweise scheint das geradezu ein Merkmal guter Eltern zu sein. Allerdings waren diese Impulse vorübergehender Natur, traten nicht allzu häufig auf und wurden vor allem nie umgesetzt, ja nicht einmal vor den Kindern ausgesprochen. Da haben wir wieder die Sache mit der Impulskontrolle, die bei einem Erwachsenen einigermaßen wünschenswert ist.

Nicht alle Kinder sind Wunschkinder. Kämen Kinder nur dann auf die Welt, wenn sie geplant sind, wäre die Menschheit längst ausgestorben, das wissen wir alle. Die ausreichend gute Mutter macht das Kind jedoch nicht für Entscheidungen verantwortlich, die sie selbst getroffen hat. Weder dafür, dass sie nicht verhütet hat (»Deinetwegen musste ich meine Ausbildung abbrechen!«), noch dafür, dass sie Partnerschaftsprobleme hat. (»Du bist genau wie dein Vater!« – Klar, wie soll er sonst sein? Schließlich stammen fünfzig Prozent seines Erbmaterials von dem Mann, von dem sie sich hat schwängern lassen.)

Und natürlich sollte man einem Kind auch andere Dinge nicht vorwerfen, für die es weniger als gar nichts kann. Ich weiß nicht, wie oft ich von meinen Patienten gehört habe: »Ich hätte ein Junge sein sollen«, seltener, aber durchaus auch einige Male: »Ich hätte ein Mädchen sein sollen.«

Selbst wenn man schon vierzehn Mädchen und keinen einzigen Sohn hat, sollte man sich nur dann für eine weitere Schwangerschaft entscheiden, wenn man sicher ist, dass man die fünfzehnte Tochter mit der gleichen Freude im Leben willkommen heißen könnte wie den ersten Sohn. Wenn man das nicht kann, sollte man auf ein weiteres Kind verzichten. Was glauben Sie, wie ein Mensch sich fühlt, wenn er genau weiß: Ich bin nichts als die Niete in einer Lotterie? Ich bin nur gezeugt worden, weil ich etwas anderes hätte werden sollen als das, was ich bin, und wenn meine Eltern gewusst hätten, was dabei herauskommt, hätten sie es bleiben lassen?

Einige meiner Patienten haben die übelsten Varianten erlebt, vom kleinen Jungen, der bis zum vierten Lebensjahr im Kleidchen und mit langen Haaren herumlief, weil die Mutter sich doch so sehr eine Tochter gewünscht hatte, bis zum neugeborenen Mädchen, dessen Vater aus Kummer über das »falsche« Geschlecht des Kindes erst einmal verschwand, um sich eine Woche lang volllaufen zu lassen, oder der aus Trotz auf dem Standesamt einen Jungennamen eintragen ließ. In all diesen Fällen führte ein solches Verhalten dazu, dass die Mädchen Probleme hatten, sich später wirklich als Frau zu sehen, und die Jungen, sich irgendwann als Mann zu erleben. (Ich spreche nicht von Transsexualität, das ist etwas anderes und hat andere Ursachen.)

Um ein ausreichend gutes Elternteil zu sein, ist es nicht einmal unbedingt nötig, besondere Dinge zu tun. Mitunter qualifiziert man sich allein dadurch, dass man falsche Dinge bleiben lässt. Und schon sind wir wieder bei der Impulskontrolle.

Von mehreren Patientinnen, die große Probleme hatten, ihren Körper zu akzeptieren, habe ich gehört, dass ein Elternteil ständig etwas zu kommentieren hatte. Seien es die vermeintlich krummen oder zu dünnen Beine, ein angeblich dickes Hinterteil, in der Pubertät gern auch ein Busen, der sich nach Meinung der Eltern in seinem Wachstum zu flott oder zu zögerlich verhielt.

Die Aufgabe der Eltern ist es, die Wunden, die ihrem Kind von einer oft rauen Umwelt geschlagen werden, zu heilen und ihm zu einem gesunden Selbstbewusstsein zu verhelfen. Ihre Aufgabe ist es nicht, und ich wiederhole mich da gern noch einmal, sich wie ein bösartiges älteres Geschwister zu verhalten.

Natürlich ist es ungeheuer verlockend, seinen Frust und seine eigenen Probleme an jemandem auszulassen, der völlig abhängig von einem ist und sich noch nicht wehren kann. Von etlichen Patienten habe ich gehört, dass ihre schlagenden Eltern ihre Gewalttätigkeiten irgendwann von einem Tag auf den anderen eingestellt haben. Meist geschah das, als die Kinder zwischen fünfzehn und siebzehn Jahren alt waren. Und es passierte nicht etwa, weil sie plötzlich zu einer vernünftigen Einsicht gelangt wären. Es geschah dann, als die Kinder begannen, zurückzuschlagen. Oder es zumindest androhten.

Die ausreichend gute Mutter sieht das Kind als Geschenk, als etwas aufregend Neues, Unbekanntes, bei dem es Spaß macht zu entdecken, was alles in ihm steckt. Als eine seltene, exotische Pflanze vielleicht, von der es keine Abbildung gibt, nur ein paar Pflegehinweise. Jedenfalls ist ein Kind nichts, das man irgendwo bestellt hat und das man zurückgeben kann, weil es nicht exakt den eigenen Vorstellungen entspricht. Kinder sollten bekommen, nicht geben müssen. Als schönste Begründung für den Wunsch, Kinder in die Welt zu setzen, habe ich einmal von einem Paar gehört: »Wir haben so viel Liebe, dass wir noch etwas davon abgeben können.« Schlimm hingegen ist es, wenn das kleine Wesen schon mit einer Aufgabenliste auf die Welt kommt. Es soll (Sie kennen es, der Klassiker) die Beziehung der Eltern kitten. Es soll im Leben erreichen, was den Eltern versagt blieb. Es soll dafür sorgen, dass die Mutter, deren Liebesbedürfnis ein Leben lang nicht gestillt wurde, endlich jemanden hat, der sie lieb hat und der immer zu ihr gehört. Es soll, nachdem den Eltern die anderen Kinder bereits vom Jugendamt aufgrund von Vernachlässigung oder Misshandlung weggenommen wurden, beweisen, dass sie doch gute Eltern sind und dass seine Vorgänger einfach besonders schwierige Kinder waren. Es soll, nachdem die älteren Geschwister aus dem Haus sind, dafür sorgen, dass die Eltern im Alter nicht allein sind.

Zur Vordiplomsprüfung habe ich noch gelernt, dass in manchen Bergdörfern früher dem jüngsten Sohn von klein auf

Wein gegeben wurde, damit der Hof später einmal einen schwachsinnigen Knecht hatte, der willig die einfachen Arbeiten übernahm, für die man niemand sonst hätte bezahlen können. Das waren andere, harte Zeiten, und es galten andere Maßstäbe. Heute sollten Kinder keine Funktionen übernehmen müssen. Sie sollten als ein Geschenk betrachtet werden.

So. Ich glaube, ich habe nun ziemlich viele der Fragen beantwortet, von denen ich nur annehmen kann, dass Sie sie gerne gestellt hätten. Einigen davon werden Sie im Folgenden noch einmal begegnen, und wir werden uns ausführlicher mit ihnen befassen.

Im nächsten Kapitel werden wir gemeinsam in eine psychotherapeutische Praxis gehen. Sie können sich dort ein wenig umschauen, und ich erzähle Ihnen, was in so einer Psychotherapie üblicherweise geschieht.

Wir können ja die Tür offen lassen, damit Sie jederzeit wieder rauskönnen.

KAPITEL 2

DURCHS THERAPEUTISCHE SCHLÜSSELLOCH

Kleiner Führer durch den Psychoschilderwald.

Schön, dass Sie noch dabei sind! Jetzt wollen wir also gemeinsam in eine psychotherapeutische Praxis gehen. Ganz unverbindlich natürlich. Zunächst einmal sollten wir überlegen, wohin genau wir überhaupt wollen. Sie wissen ja bereits, wie schwer es ist, die ganzen Psychoberufe auseinanderzuhalten.

Also, was ist denn nun der Unterschied zwischen einem Psychologen, einem Psychotherapeuten und einem Psychiater? Machen Sie sich nichts daraus, wenn Sie das nicht wissen. Viele meiner Patienten kennen den Unterschied auch nicht. Ich habe es ihnen irgendwann erzählt, und sie haben auf Durchzug geschaltet, weil sie sich dachten: Interessiert mich nicht mehr, ich hab ja jemanden gefunden.

Bei der Beschreibung der verschiedenen Psychoklempner beschränke ich mich auf die, deren Leistungen von der Krankenkasse übernommen werden. Abitur gemacht und studiert haben sie alle. Und dann haben sie noch zusätzliche Ausbildungen absolviert.Im Einzelnen haben wir da:

Die Psychologen

Psychologen sind Leute, die Psychologie studiert haben. Sie können in vielen Bereichen arbeiten, beispielsweise in der Forschung oder in der Personalberatung. Oder beim TÜV, beim sogenannten Idiotentest, der natürlich eigentlich Medizinisch-Psychologische Untersuchung heißt.

Manche Psychologen machen nach dem Studium noch eine Weiterbildung zum Psychotherapeuten. Manche!

Psychologen nervt es, dass jeder glaubt, ein Psychologe sei automatisch Psychotherapeut, und dass sie ständig gefragt werden, warum das Kind der Nachbarin immer unter dem Tisch sitzt oder was man gegen Schlafstörungen tun kann.

Die Psychotherapeuten

Psychotherapeuten sind Psychologen, also Menschen, die Psychologie studiert haben. Oder es sind Mediziner, also Ärzte, die Medizin studiert haben. In beiden Fällen wurde nach dem Studium noch eine mehrjährige psychotherapeutische Zusatzausbildung absolviert. Psychotherapeuten arbeiten in Kliniken, in Beratungsstellen, in der Forschung, oder sie lassen sich mit einer eigenen Praxis nieder. Uns interessiert hier nur die letzte Sorte. Auf dem Praxisschild des Psychotherapeuten mit Kassenzulassung steht entweder:

Psychologischer Psychotherapeut
Das bedeutet, jemand hat Psychologie studiert und dann eine psychotherapeutische Zusatzausbildung gemacht. 62,65 Prozent aller kassenzugelassenen Psychotherapeuten gehören in diese Gruppe (Daten der Kassenärztlichen Bundesvereinigung, 2008).

Oder da steht:

Ärztlicher Psychotherapeut
Das bedeutet, jemand hat Medizin studiert und dann eine psychotherapeutische Zusatzausbildung gemacht. 23,34 Prozent aller Psychotherapeuten gehören zu dieser Gruppe.

Und zur Ergänzung, damit Sie sich beim Zusammenzählen nicht wundern: Die restlichen 14,01 Prozent sind Kinder- und Jugendlichenpsychotherapeuten. Das heißt, sie behandeln nicht Erwachsene, sondern Patienten vom Kleinkindalter an. Die Arbeit mit Jugendlichen ähnelt schon sehr der mit Erwachsenen, während mit Kindern eine sogenannte Spieltherapie stattfindet. Auch sie haben studiert (Psychologie, Medizin, Pädagogik oder Sozialpädagogik) und eine therapeutische Zusatzausbildung gemacht.

Man kann also Psychologe sein, ohne als Psychotherapeut zu arbeiten. Und es gibt Psychotherapeuten, die keine Psychologen sind.

So, kurz durchatmen, wir sind noch nicht fertig. Es gibt nämlich noch mehr Psychohandwerker, zum Beispiel:

Die Psychiater

Psychiater haben Medizin studiert und anschließend eine entsprechende Facharztausbildung gemacht. Zusätzlich haben sie noch eine einjährige Ausbildung in Neurologie. Manche arbeiten auch psychotherapeutisch, aber in der Regel geht es beim Psychiater eher zu wie in jeder normalen ärztlichen Praxis. Es gibt einen Empfang, es gibt Sprechstundenhilfen und es gibt den Rezeptblock.

Zum Psychiater gehen auch die Patienten, die zwar psychische Probleme haben, für die eine psychotherapeutische Behandlung aber nicht geeignet wäre. Sie erinnern sich: Psychotherapie ist nichts für Menschen, denen es nur schlecht geht. Sondern für Menschen, denen es schlecht geht und die an sich arbeiten wollen.

Zum Psychiater kommen auch diejenigen, denen es nicht möglich ist, sich auf die Anforderungen einer Psychotherapie einzulassen, zum Beispiel, über eine längere Zeit immer wieder zu einer bestimmten Zeit an einem bestimmten Ort sein zu müssen. Häufig werden Psychiater auch von solchen Menschen aufgesucht, die sich nicht nur in einer momentanen Lebenskrise befinden, sondern deren ganzes Leben eine einzige Krise ist. Also Menschen, denen es schlecht geht, die aber nicht an sich arbeiten können. Zumindest nicht im Rahmen einer üblichen ambulanten Psychotherapie.

Der Psychiater behandelt zwar auch mit Gesprächen, vorwiegend jedoch mit Medikamenten. Einige seiner Patienten sind bei einem Psychotherapeuten in Behandlung, der sie zusätzlich zum Psychiater schickt, weil er der Meinung ist, dass sie eine Zeit lang unterstützend Medikamente bekommen sollten. Bei einigen psychischen Erkrankungen ist eine Kombination von Psychotherapie und Psychopharmaka am erfolgversprechendsten.

Mit den Medikamenten ist es natürlich so eine Sache. Davon können viele Ärzte ein Lied singen. Sie verschreiben ihren Patienten Pillen, die aber nicht eingenommen werden. In jedem Fall ist es wichtig, Nutzen und möglichen Schaden einer medikamentösen Behandlung gegeneinander abzuwägen. In beiden Extremen lauern Gefahren: im allzu raschen Griff zur Tablette ebenso wie darin, sich ewig unnötig zu quälen, wo es nicht sein müsste.

Zuletzt kommen zum Psychiater auch die Patienten mit schwereren psychischen Störungen, wie zum Beispiel Wahnvorstellungen. Sie findet man normalerweise nicht in einer psychotherapeutischen Praxis, zumindest nicht, solange der Wahn in einer akuten Phase ist. Allenfalls kommen sie später, nach einem Psychiatrieaufenthalt, und gemeinsam versucht man herauszufinden, was zu der Krise geführt hat und wie sie in Zukunft verhindert oder abgeschwächt werden könnte. Aber, wie gesagt, diese Patienten sehen wir sehr selten. In der Regel werden sie ausschließlich von Psychiatern behandelt.

Und zum Schluss haben wir noch:

Die Neurologen

Neurologen haben Medizin studiert und anschließend eine entsprechende Facharztausbildung gemacht. Zusätzlich haben sie noch eine einjährige Ausbildung im Bereich Psychiatrie.

Sie befassen sich mit Verletzungen oder Erkrankungen des Nervensystems. Sie behandeln beispielsweise Schlaganfallpatienten, Menschen mit Hirntumoren oder solche, bei denen durch einen Unfall Nervenbahnen verletzt wurden.

Es gibt auch noch den *Facharzt für Neurologie und Psychiatrie*, was die Sache nicht unkomplizierter macht. Selbst viele Hausärzte verirren sich in dem Psycho-Dschungel und überweisen die Patienten auch mal an die falsche Adresse. Was nicht weiter schlimm ist, weil wir die Patienten dann immer noch richtig sortieren und zu einem Kollegen schicken können.

Aber kehren wir zu den Psychotherapeuten zurück. Bei einem solchen wollen wir uns jetzt ja einmal unverbindlich umschauen. Die anderen habe ich nur aufgeführt, damit Sie sich auf dem Weg nicht verirren. Und damit Sie in Zukunft mit den Augen rollen können, wenn das in einem Film mal wieder alles völlig durcheinandergebracht wird.

In der Höhle des Löwen

Es ist so weit. Wir befinden uns in der Praxis eines Psychotherapeuten.

Der Therapeut begrüßt uns persönlich. Würde er in einer Gemeinschaftspraxis arbeiten, hätte vielleicht auch einer seiner Kollegen uns die Tür geöffnet.

Sie suchen den Empfangstresen und die Sprechstundenhilfe? Nein, so etwas gibt es hier nicht. Ich kenne zumindest keinen Kollegen, der eine Sprechstundenhilfe hat. Sie würde sich auch zu Tode langweilen. Einmal in der Stunde einem Patienten die Tür aufmachen und sich ansonsten die Nägel feilen? Das ist doch kein Leben. Auch den Rest schaffen wir allein. Abrechnungen sind durch moderne Praxisprogramme so einfach geworden, dass fast ein einziger Klick genügt, und was sonst noch an Schreibkram anfällt, kann uns keiner abnehmen. Im Gegenteil, die meisten Arbeiten dürfen wir gar nicht delegieren. Also, keine Sprechstundenhilfe.

Das Wartezimmer ist eher klein. Manche Psychotherapeuten haben lediglich eine Wartezone mit ein paar Stühlen. Dass wir hier keine anderen Patienten vorfinden, bedeutet nicht, dass wir einen Therapeuten erwischt haben, der so schlecht ist, dass niemand zu ihm kommt. Es liegt vielmehr daran, dass es in der Regel einfach keine Wartezeiten gibt. Der Patient, der um 15 Uhr einen Termin hat, kommt auch um 15 Uhr dran. Und wenn er klingelt, ist der 14-Uhr-Patient normalerweise schon wieder verschwunden.

Die Aufenthaltsdauer im Wartezimmer ist also minimal, es sei denn, der Patient ist sicherheitshalber ein bisschen früher gekommen. Die meisten Therapeuten finden es allerdings wünschenswert, wenn er nicht sehr viel früher kommt. Weil es eben keine Sprechstundenhilfe gibt, die die Patienten hereinlässt, muss er sonst nämlich die laufende Stunde unterbrechen. Vor allem bei Minusgraden wird er aber Verständnis dafür haben, wenn der Patient nicht draußen vor der Tür ausharren möchte. Aber ein Patient, der seinen Therapeuten glücklich machen will, reißt ihn nicht jedes Mal aus der Arbeit mit seinem Vorgänger. Kurz vor dem Termin ist okay, zeitlich so bemessen, dass man seinen Mantel ausziehen und vielleicht noch einmal auf die Toilette gehen kann. Höchstens zehn Minuten vorher.

Apropos Toilette. Die gibt es natürlich auch. Es muss keinem Patienten peinlich sein, wenn er vorher noch mal muss. Auch nicht, wenn er hinterher noch mal muss. Es gibt alle Varianten. Manche Patienten müssen nie, manche manchmal, manche immer, manche vorher und nachher.

Falls Sie sich wundern, dass ich mich diesem Thema mit einer solchen Inbrunst widme: Gerade weil die meisten Menschen so viel weniger über Psychotherapie wissen, als Sie das jetzt schon tun, trauen sie sich erst mal nicht, sie selbst zu sein, sondern glauben, sie müssten »normal« sein. Besonders beim Psychotherapeuten. Denn der ist doch der Fachmann in Sachen Normalität, oder? Das geht bis hin zu dem Punkt, dass Patienten glauben, sie würden sich etwas vergeben, wenn sie häufiger aufs Therapeutentöpfchen müssen als der statistische Durchschnitt. Wer weiß, was der daraus für Schlüsse zieht!

Ich erwähnte bereits, dass wir Psychotherapeuten nichts dagegen haben, dass unsere Patienten Individuen sind. Jedenfalls ist es uns viel lieber, sie gehen vorher noch mal, als dass sie sich in der Sitzung nicht aufs Gespräch konzentrieren können, weil ihre Blase ihre volle Aufmerksamkeit fordert.

Schleichen wir uns ins Behandlungszimmer, bevor der erste Patient auftaucht, und sehen uns dort um. In der Regel stehen dort Bücherregale, eventuell der Schreibtisch des Therapeuten. Ansonsten Sessel oder eine kleine Sitzgruppe. Beim Psychoanalytiker steht auch die berühmte Couch. Vielleicht auch beim Verhaltenstherapeuten, der Patienten, die unter Ängsten leiden, Entspannungsübungen anbietet. Über diese unterschiedlichen therapeutischen Richtungen reden wir gleich noch.

Ansonsten gibt es im Behandlungszimmer meist ein paar Bilder, vielleicht Teppiche, und das war's dann. Irgendetwas zwischen Wohnzimmer und Arztpraxis, aber eher Richtung Wohnzimmer. Meist nichts Spektakuläres, eher IKEA als Topdesigner. Psychotherapeuten und Hausärzte gehören bei den Ärzten zu den unteren Einkommensklassen. Je weniger Kontakt man als Arzt mit Patienten hat, desto höher klettert man auf der Einkommenspyramide. Radiologen verdienen mehr als viermal so viel wie wir. Wenn Sie das nicht schön finden, versuchen Sie, die Weltherrschaft an sich zu reißen und es zu ändern.

Kein Grund, uns zu bemitleiden. Schließlich haben wir uns den Job ausgesucht.

Häufig wird der Therapeut dem Patienten nicht direkt gegenübersitzen, schon gar nicht mit einem Schreibtisch dazwischen, sondern die Sessel werden mehr oder weniger im rechten Winkel zueinander stehen. Das hat den Vorteil, dass man sich anschauen kann, wenn man mag, dass der Patient aber auch vor sich hinschauen oder den Blick des Therapeuten meiden kann, ohne sich deshalb unhöflich fühlen zu müssen.

Ah, es klingelt. Der erste Patient. In diesem Fall handelt es sich um ein Erstgespräch. Wir können also gleich beobachten, wie eine Therapie beginnt. Zumindest, wie dieser Therapeut es handhabt. Und wir dürfen sozusagen durchs Schlüsselloch zuschauen.

Der Therapeut bittet den Patienten, Platz zu nehmen. Der Patient scheint etwas verunsichert zu sein und nicht recht zu wissen, wie er beginnen soll. In der ersten Stunde nicht zu wissen, wie man anfängt und was man am besten sagt, muss niemandem unangenehm sein. Selbst wenn man der allererste Patient dieses Therapeuten ist, hat der während seiner Ausbildung schon einmal einem Patienten gegenübergesessen. Er weiß also, wie Therapie geht. Der Patient muss das nicht wissen. Je nach Therapieform und persönlichem Geschmack wird der Therapeut das Gespräch mehr oder weniger stark strukturieren, wird Fragen stellen oder aber den Patienten erst einmal erzählen lassen. Vielen Patienten wäre es am liebsten, wenn der Therapeut ihnen ausschließlich Fragen stellen würde und sie nur antworten müssten. Vielleicht gerät er aber an einen, der sich diesbezüglich stark zurückhält.

Wir scheinen hier so ein Exemplar des eher schweigsamen Therapeuten erwischt zu haben. Der Patient sollte sich dadurch jedoch nicht verunsichern lassen. Dieser Therapeut möchte ihn so kennenlernen, wie er ist, um ihm umso besser helfen zu können.

Vielleicht wäre es dem Patienten lieber, er könnte seine Schüchternheit auf einer Skala von eins bis zehn ankreuzen, während er sich hinter seinen Haaren versteckt, damit der Therapeut nicht sieht, dass er rot geworden ist. Auch wenn es vielleicht nicht angenehm ist, herumzustottern und das Gefühl zu haben, sich heillos zu blamieren: Wenn der Therapeut sieht, was das Problem ist, kann er besser helfen, als wenn er lediglich feststellt, dass der Patient die Zehn angekreuzt hat.

Die Verunsicherung des Patienten rührt daher, dass er sich in einer ihm unbekannten Situation befindet und alles richtig machen möchte. Dass man ihm das anmerkt, muss ihm nicht peinlich sein, denn dieser Wunsch gehört zu ihm. Nichts, was zu ihm gehört, muss ihm hier unangenehm sein. Und schon hat der Therapeut etwas über diesen Patienten gelernt: Das ist einer, der es seinen Mitmenschen gern einfach macht.

Für den Patienten wiederum ist es wichtig zu begreifen, dass es nicht seine Aufgabe ist, den Therapeuten zu unterhalten. Nie! Wenn der Therapeut sich in der Stunde langweilt, hat er etwas verkehrt gemacht. Er ist für den Patienten da, dafür, ihm zu helfen. Genau das ist der Unterschied zu einer Freundschaft: Der Patient muss nicht darauf achten, dass der andere auch auf seine Kosten kommt. Hier geht es nur um ihn.

Falsch machen kann der Patient nichts, zumindest, solange er nicht die Einrichtung demoliert oder den Therapeuten körperlich attackiert. Er muss auch nicht überlegen, wie andere Patienten die Therapie oder einzelne Sitzungen beginnen. So, wie wir die Patienten ermutigen, Individuen zu sein, erlauben wir ihnen auch, in der Sitzung sie selbst zu sein. Der Therapeut wird schon für sich sorgen. Wenn er jemand ist, der häufiger unterbrechen möchte, wird er von Anfang an häufiger unterbrechen. Wenn er einer ist, der sich mehr zurückhält, wird er sich von Anfang an zurückhalten. Der Patient muss keine Angst haben, ihn totzuschwätzen, nur weil er wenig sagt. Der Therapeut, der sich totschwätzen lässt, weil er zu höflich ist, den Patienten zu unterbrechen, ist sein Honorar nicht wert.

Ich vergleiche die ersten Sitzungen mit einem neuen Patienten oft mit einem Puzzle. Jedes Mal bringt er ein paar Teilchen mit, und es ist völlig gleichgültig, aus welchem Teil des Bildes sie stammen. Vielleicht geht er systematisch vor, liefert zunächst einmal Fakten und erzählt alles, wovon er denkt, der Therapeut müsse es wissen. Beim Puzzle würde das dem Vorgehen entsprechen, erst einmal die Randstücke zu suchen, um der Sache einen Rahmen zu geben.

Oder er ist eher der emotionale als der faktenorientierte Typ und beginnt gleich mit dem, was ihn zurzeit am meisten beschäftigt. Beim Puzzlen würde das dem Vorgehen entsprechen, mit einem besonders auffallenden Motiv anzufangen. Beide Vorgehensweisen sind in Ordnung und führen dazu, dass mit der Zeit ein vollständiges Bild entsteht.

Was der Patient erzählt, muss nicht ordentlich sein. Wir sind Seelenklempner, nicht Steuerprüfer.

Oh, hoppla, unser Patient beginnt gerade zu weinen. Gleich in der ersten Sitzung! Man merkt, er findet es äußerst unangenehm, dass ihm das passiert. Bei einem Wildfremden!

Besonders peinlich ist das oft Menschen, bei denen sich von jeher alles innerhalb der Familie abgespielt hat, wo es wenig Außenkontakte oder gar Freundschaften gab. In solchen Familien gibt es das Tabu, dass man mit Außenstehenden –

sprich: mit jemandem, der kein Familienmitglied ist – nicht über Persönliches redet.

Selbst wenn der Patient inzwischen durchschaut hat, dass diese Familienregel ihm nicht gutgetan hat, findet er es trotzdem beschämend, vor Fremden zu weinen. Dafür gibt es keinen Grund, so wenig es einem beim Arzt peinlich sein muss, wenn er Körperteile sieht, die man normalerweise bedeckt hält. Ganz im Gegenteil.

Zum Glück hat unser Therapeut bereits Taschentücher auf dem Tisch liegen, die signalisieren: Hier darf man das. Wenn er erst aufstehen und in einem Nebenzimmer danach suchen müsste, zurückkäme und sagte, es seien keine im Haus, bekäme der Patient das Gefühl, sein Weinen sei die absolute Ausnahme und eigentlich dürfe so etwas gar nicht vorkommen.

Nein, es ist keine Ausnahme. Viele Patienten weinen in der Psychotherapie, oft auch schon in der ersten Sitzung. Wahrscheinlich hat dieser Patient wie die meisten Menschen lange gewartet, bis er den Schritt gewagt hat, sich Hilfe zu suchen, und steht deshalb entsprechend unter Druck. Viele Patienten weinen, weil sie erleichtert sind, sich endlich nicht mehr ständig zusammenreißen zu müssen. Wenn man eine Last lange genug getragen hat, ist man froh, wenn man endlich am Ziel ist und sie abwerfen kann. Und dann sitzt einem auch noch jemand gegenüber, der sich tatsächlich für das interessiert, was man erzählt. Kein Wunder, dass einem da die Tränen kommen. Und ja, auch Männer weinen in der Therapie. Nicht einmal so sehr viel seltener als Frauen.

Auf der anderen Seite ist es aber auch in Ordnung, nicht zu weinen. Manche Patienten sind enttäuscht, wenn ihre Therapie unspektakulär und ohne große Gefühlsausbrüche verläuft. Sie fürchten, es fehle vielleicht noch etwas, um eine anhaltende Besserung zu erzielen. Warum daran auch Alfred Hitchcock schuld ist, werden Sie später noch erfahren.

Hatte ich eigentlich erwähnt, dass Therapeuten nichts dagegen haben, dass ihre Patienten Individuen sind? Sie dürfen weinen. Sie müssen aber nicht.

Unsere erste Sitzung neigt sich bereits dem Ende zu. Der Patient hat erzählt, was ihn bedrückt, und der Therapeut hat ihn je nach persönlicher Art und therapeutischer Ausrichtung mehr oder weniger häufig unterbrochen.

Nun sagt der Therapeut ihm, ob er ihm ein therapeutisches Angebot machen kann.

Vielleicht wird er der Meinung sein, eine Psychotherapie sei bei diesem Patienten gar nicht angebracht. Oder er wird ihm empfehlen, lieber zu einem Kollegen zu gehen, der eine andere Therapieform anbietet.

Nun wird es noch einmal kompliziert. Sie wissen inzwischen, dass, wer Psychotherapeut werden will, nach dem Psychologie- oder Medizinstudium eine psychotherapeutische Zusatzausbildung macht. Insgesamt gibt es unzählige Psychotherapieformen. In Deutschland sind drei davon von den Krankenkassen zugelassen, obwohl dies auch für einige weitere Psychotherapieformen wünschenswert wäre.

Jeder kassenzugelassene Psychotherapeut hat eine Ausbildung in einer dieser drei Therapieformen: Er ist entweder Psychoanalytiker oder Tiefenpsychologe oder Verhaltenstherapeut.

Den meisten Patienten ist das nicht bekannt, das heißt, sie kommen »unvorsortiert« in unsere Praxen. Bevor der Psychotherapeut im Erstgespräch herausfindet, welche dieser drei Formen für den Patienten am geeignetsten ist, muss er zunächst feststellen, ob überhaupt eine Psychotherapie angesagt ist.

Vielleicht geht es dem Patienten akut so schlecht, dass er eine stationäre Therapie braucht. Möglicherweise ist er damit überfordert, sich mit sich selbst in konstruktiver Weise zu beschäftigen, und muss zunächst einmal medikamentös behandelt und daran gehindert werden, sich selbst zu gefährden. Mitunter kommen diese Patienten im Anschluss an einen Aufenthalt in der Klinik, wenn sie ausreichend stabilisiert sind, zu uns in ambulante Behandlung.

Hat der Patient vor allem Probleme mit dem Partner, könnte eine Paar- oder Familientherapie angeraten sein, und wir würden ihn zu einem Kollegen schicken, der ausgebildeter Paar- oder Familientherapeut ist. Paar- oder Familientherapie wird leider nicht von den Kassen übernommen. Häufig sind hier jedoch nicht so viele Sitzungen erforderlich wie bei einer Einzelbehandlung. Es gibt auch Beratungsstellen, in denen Paar- und Familientherapeuten arbeiten, die von kirchlichen oder staatlichen Trägern finanziert werden. Beratung wird dort entweder kostenlos, gegen eine Spende oder einen bezahlbaren, oft einkommensabhängigen Betrag angeboten. Nachfragen lohnt sich auf jeden Fall.

Vielleicht hat der Patient aber auch in erster Linie Probleme mit seinem Kind, dann schicken wir ihn in eine Erziehungsberatungsstelle oder empfehlen ihm, mit dem Kind zu einem Kinder- und Jugendlichenpsychotherapeuten zu gehen.

Auch mit Patienten, die schwer alkohol- oder drogenabhängig sind, arbeiten niedergelassene Therapeuten nicht, da es den Patienten meist nicht gelingt, sich in dem zeitlichen Rahmen einer ambulanten Psychotherapie von ihrer Sucht zu befreien. Sie sind zunächst besser in Kliniken für Suchtkranke aufgehoben. Nach der Kur kann eine ambulante Psychotherapie jedoch unterstützend wirken, vor allem, wenn der Patient zusätzlich regelmäßig eine Selbsthilfegruppe besucht.

Topf und Deckel – damit es passt

Therapeuten neigen zu der Annahme, dass gerade ihre Therapieform für jeden Patienten die geeignetste ist. Da ich mich von diesem subjektiven Blick auch nicht ganz freimachen kann, habe ich Kollegen anderer therapeutischer Richtungen um Mithilfe bei der folgenden Einordnung gebeten. Zuerst haben wir da:

Die Psychoanalyse

Das älteste psychotherapeutische Verfahren mit etwa einhundert Jahren auf dem Buckel ist die Psychoanalyse, die von Sigmund Freud begründet wurde. Sie ist zugleich die Therapieform, die die meiste Zeit in Anspruch nimmt. In der Regel dauert sie einige Jahre, manchmal mit mehreren Sitzungen pro Woche. Die Psychoanalyse wird für Menschen angeboten, die das Gefühl haben, schon immer an sich selbst, ihren Verhaltensweisen und ihrem Leben gelitten zu haben.

Es gibt noch immer die klassische Form, bei der der Patient auf einer Couch liegt und der Therapeut neben ihm am Kopfende sitzt. Aber auch in der psychoanalytischen Behandlung ist es mittlerweile häufig so, dass Therapeut und Patient einander gegenübersitzen.

Hier einige Brocken »Psychoanalytisch«, die wir später noch gut werden brauchen können: Das, was bei vielen Patienten nicht leben darf, alles Spontane, wird in der Psychoanalyse *Es* genannt. Meist sitzt es eingesperrt in dem bereits erwähnten Abstellraum im Keller. Da einem nicht bewusst ist, dass es dort eingesperrt ist, nennt man dieses innere Kellergeschoss auch das *Unbewusste*. Man könnte das Es mit einem Kind vergleichen, das lebendig und spontan ist, aber auch wild und unberechenbar, weil es noch nicht gelernt hat, seine Impulse zu kontrollieren.

Oben im Dachstübchen wohnt ein häufig etwas unangenehmer Zeitgenosse, den die Psychoanalytiker das *Über-Ich* nennen. Das ist der, der sich bestens mit allen Regeln auskennt, der einem aber auch mit Abwertungen und Beschimpfungen in den Ohren liegt.

Bei unseren Patienten gibt das Über-Ich meist den Ton an, und das Es hat kaum etwas zu melden. Deshalb muss das eingesperrte Es durch Klopfzeichen auf sich aufmerksam machen. Das sind die *Symptome*, die der Patient wahrnimmt und die ihn quälen.

Es gibt auch Menschen, bei denen das Es mehr zu sagen hat als das Über-Ich. Die kommen eher nicht in Psychotherapie, sondern ins Gefängnis. Bei ihnen ist der »Das tut man nicht«-Teil unterentwickelt, und der Teil mit der mangelnden Impulskontrolle regiert im Haus.

Normalerweise besteht die Rolle des Therapeuten unter anderem darin, dem Über-Ich erst einmal den Schnabel zu stopfen und sich anzuhören, was das Es zu sagen hat. Damit das Zusammenleben im Haus in Zukunft besser klappt, auch zwischen den Sitzungen oder nach dem Ende der Therapie, beauftragt der Therapeut damit den Mieter des Zwischengeschosses, einen gewissen Herrn Ich. Der soll dafür sorgen, dass das Über-Ich und das Es Kompromisse miteinander schließen. Dass das Über-Ich nicht so viel meckert, dass andererseits aber auch das Es den Patienten durch seine spontanen Aktionen nicht in Teufels Küche bringt.

Von diesem Haus und seinen Bewohnern haben die meisten Patienten auch nach erfolgreicher Therapie nie etwas gehört. Ich habe Sie jetzt sozusagen hinter die Kulissen und ins Therapeutenhirn schauen lassen.

In der Psychoanalyse versucht der Therapeut, in Kontakt mit den unbewussten Teilen des Patienten zu kommen. Er ermutigt ihn beispielsweise, alles auszusprechen, was ihm in den Sinn kommt, ohne es zu zensieren, das heißt, ohne das Über-Ich dauernd dazwischenfunken zu lassen. Auch die Gefühle, die der Patient dem Therapeuten gegenüber hat, spielen in dieser Therapieform eine Rolle. Dies ist auch der Grund dafür, warum Psychoanalytiker besonders zurückhaltend damit sind, dem Patienten allzu viel von sich zu verraten. Der Therapeut soll für den Patienten wie eine weiße Wand sein, auf die er seine bisherigen Erfahrungen *projiziert*, wie der Analytiker es nennt.

Egal, ob der Patient besonders offen, besonders verschlossen, besonders freundlich oder besonders misstrauisch ist, all das wird der Analytiker nicht als etwas ansehen, das die gemeinsame Arbeit erschwert, sondern als etwas, das ihm hilft zu verstehen, was diesen Menschen geprägt hat.

Eine große Rolle spielen in der Psychoanalyse auch die Träume des Patienten. Für Sigmund Freud waren sie der Weg, auf dem man am schnellsten Richtung Unbewusstes gelangt. Psychoanalytiker lassen sich nicht dadurch irritieren, dass Träume oberflächlich betrachtet unverständlich oder sogar sinnlos wirken. Sie gehen davon aus, dass man sie gemeinsam mit dem Patienten entschlüsseln und so wertvolle Hinweise über Bereiche der Psyche bekommen kann, zu denen man sonst nur schwer vordringt.

14 Prozent aller kassenzugelassenen Psychotherapeuten sind Analytiker.

Als Nächstes haben wir:

Die Tiefenpsychologie

Die jüngste der Therapieformen ist die sogenannte tiefenpsychologisch fundierte Psychotherapie. Sie ist eng mit der Psychoanalyse verwandt, weil sie die gleiche theoretische Grundlage hat. Tiefenpsychologen glauben ebenfalls an Es, Ich und Über-Ich und an das Unbewusste.

Hier sind die Patienten gut aufgehoben, die lange Zeit oder in weiten Bereichen mit ihrem Leben ganz gut zurechtgekommen sind, die sich jetzt aber in einer akuten Krise befinden. Mitunter spüren sie auch nur seit einiger Zeit Symptome, von denen sie selbst wissen oder der Hausarzt ihnen bestätigt hat, dass sie keinerlei körperliche Ursachen haben können. Oft kriegen diese Menschen ihren Alltag noch ganz gut oder zumindest einigermaßen auf die Reihe, fühlen sich aber in ihrer Lebensqualität beeinträchtigt oder spüren, dass sie in einem Bereich allein nicht weiterkommen.

Im Gegensatz zur Psychoanalyse ist eine Veränderung der Persönlichkeit des Patienten in der tiefenpsychologischen Psychotherapie kein Ziel der Behandlung. Das Instrumentarium der Psychoanalyse, die Förderung der spontanen Gedanken des Patienten, die Betrachtung der Haltung, die der Patient dem Therapeuten entgegenbringt, und die Arbeit mit Träumen sind auch Teil der tiefenpsychologischen Behandlung, jedoch nicht in dem Ausmaß wie in der Psychoanalyse.

Welche dieser zwei verwandten Psychotherapieformen für einen Patienten die geeignetere ist, entscheidet sich oft schon bei der Frage des Therapeuten: »Und wann hat das angefangen?«

Kann der Patient diese Frage nach kurzem Nachdenken einigermaßen präzise beantworten, ist eventuell eher eine tiefenpsychologisch fundierte Psychotherapie bei ihm angebracht. Antwortet er hingegen, eigentlich leide er schon unter diesem Symptom, so lange er denken könne, ist ihm unter Umständen eher eine Psychoanalyse anzuraten.

43 Prozent aller kassenzugelassenen Psychotherapeuten arbeiten tiefenpsychologisch fundiert.

Und Numero drei ist:

Die Verhaltenstherapie

Entstehungsgeschichtlich zwischen Psychoanalyse und Tiefenpsychologie anzusiedeln ist die Verhaltenstherapie. Meist dauert sie weniger lang als eine tiefenpsychologische Behandlung oder gar eine Psychoanalyse. Wer der festen Überzeugung ist, es bringe nichts, in der Vergangenheit herumzuwühlen, oder wer schlicht und einfach keine Lust dazu hat, wird sich hier gut aufgehoben fühlen. Es ist außerdem eine Therapieform, von der Männer sich häufig eher angezogen fühlen, weil es meist einen schönen, übersichtlichen Behandlungsplan gibt.

In jeder Sitzung wird der aktuelle Stand des Problems überprüft. Der Therapeut empfiehlt Übungen, die man zwischen den Sitzungen machen sollte, oder er gibt Hausaufgaben. Manche Patienten erlernen Entspannungstechniken. Vor allem im Fall von speziellen Ängsten übt der Therapeut mit dem Patienten den Umgang mit den beängstigenden Situationen und begleitet ihn, wo es nötig ist, auch an die Orte, die ihm Angst machen. So kann ein Patient beispielsweise die Angst vor dem Aufzugfahren verlieren, vor bestimmten Tieren, großen Höhen oder weiten Plätzen.

Auch das Paar aus dem Zug mit seiner übersteigerten Angst vor ansteckenden Krankheiten wäre bei einem Verhaltenstherapeuten gut aufgehoben.

35 Prozent aller kassenzugelassenen Psychotherapeuten sind Verhaltenstherapeuten. Und, falls Sie beim Zusammenzählen wieder nicht auf 100 Prozent kommen: Einige wenige Kollegen sind Psychoanalytiker *und* Tiefenpsychologen.

Ich selbst bin tiefenpsychologisch fundierte Psychotherapeutin und werde deshalb den Ablauf einer Psychotherapie aus der Sicht der Tiefenpsychologin beschreiben. Auch hier habe ich wiederum Kollegen anderer Richtungen gebeten, zu ergänzen, wenn etwas bei ihnen völlig anders läuft. Trotzdem liegt der Schwerpunkt in diesem Buch auf der tiefenpsychologischen Behandlung.

Vieles ist allerdings in allen drei Richtungen ähnlich. Selbst Patienten, die bereits früher einmal eine Therapie gemacht haben, wissen oft nicht, ob ihr Therapeut ein Tiefenpsychologe, ein Verhaltenstherapeut oder ein Psychoanalytiker war. Wahrscheinlich hat er es zu Beginn erwähnt, und sie haben es wieder vergessen, weil es nicht wichtig war. So wenig, wie es wichtig ist, Es, Ich und Über-Ich zu kennen. Hauptsache, es geht einem nach der Behandlung besser.

Mitunter, in wenigen Fällen, stelle ich aber auch infrage, ob eine Psychotherapie überhaupt das Geeignete ist für den Patienten. Das geschieht entweder dann, wenn ich das Gefühl habe, er ist eher hierhergeschoben worden, als aus eigenem Antrieb zu kommen. In diesem Fall empfehle ich dem Patienten, sich noch einmal zu überlegen, ob er wirklich eine Therapie machen möchte, und mich in einigen Wochen, falls er sich dafür entschieden hat, noch einmal anzurufen.

Ich habe auch schon die Therapie bei Patienten abgelehnt, die nur Opfer sein wollten. Ich rede nicht von Patienten, die wirklich Opfer sind oder waren, die ein schlimmes Schicksal hinter sich haben und erst einmal über nichts anderes sprechen können. Ich rede von denen, die falsche Lebensentscheidungen getroffen haben und immer wieder treffen, die aber nicht imstande sind, ihren Anteil daran zu sehen, sondern die sich nur darüber beschweren wollen, dass sie zu gutmütig sind und die Welt schlecht und böse ist. Und da ich die Welt nicht ändern kann, kann ich auch diesen Patienten nicht helfen.

Erinnern Sie sich? Erwachsensein bedeutet, für sich selbst und andere Verantwortung übernehmen zu können. Für den Beginn einer Therapie ist es ganz gut, wenn jemand wenigstens ein bisschen Verantwortung für sich selbst übernehmen kann. Wenn er zumindest sagen kann: Okay, ich bin bereit, mir anzuschauen, was ich verändern könnte. Und sei es nur, wie jemand, auf den in seinem Leben kein Mensch richtig aufgepasst hat, lernen kann, besser auf sich selbst aufzupassen.

Es kann also passieren, dass der Psychotherapeut dem Patienten sagt, er sei woanders mit seinen Beschwerden besser aufgehoben. Schließlich wird man bei körperlichen Erkrankungen auch erst einmal durchgecheckt, bevor feststeht, welcher Facharzt für einen zuständig ist.

Eventuell wird der Therapeut auch eine Gruppentherapie vorschlagen. Das heißt, der Patient trifft sich regelmäßig mit ihm und anderen Patienten zu gemeinsamen Sitzungen. Wahrscheinlich wird er ihm jedoch eine Einzelbehandlung anbieten. Nicht einmal die Hälfte aller Psychotherapeuten hat eine Abrechnungsgenehmigung für Gruppentherapie, und lediglich 1 Prozent aller Psychotherapien sind Gruppentherapien.

Unser Patient bekommt am Ende der ersten Sitzung das Angebot, es miteinander zu versuchen – zunächst einmal für einige Sitzungen. Danach soll dann entschieden werden, ob man miteinander arbeiten will.

Möglicherweise fragen Sie sich an dieser Stelle, wie lange das Ganze denn gehen soll, wenn man allein schon mehrere Sitzungen braucht, um entscheiden zu können, ob man überhaupt anfangen will. Den meisten Patienten beginnt spätestens an dieser Stelle zu dämmern: Mit ein, zwei Stündchen ist es in der Psychotherapie nicht getan.

Vielleicht hatte der Patient sich vorgestellt, er schildert kurz sein Problem, der Therapeut gibt ihm daraufhin den einen genialen Ratschlag, der alle Probleme löst, und die Sache ist geritzt. Stattdessen muss er nun erfahren, dass die Geschichte doch ein bisschen länger dauert. Vielleicht sogar richtig lange. Obwohl es natürlich große Unterschiede gibt, hier ein paar Anhaltspunkte: Eine Verhaltenstherapie dauert im Schnitt etwas über ein Jahr, eine tiefenpsychologische Psychotherapie knapp siebzehn Monate und eine analytische Psychotherapie etwa zwei Jahre.

Um in die tieferen Schichten der Psyche beziehungsweise des Verhaltens vorzudringen, braucht es schon ein bisschen Zeit. Schließlich ist da manches derart verhärtet, dass der Therapeut sich mit seinem feinen Hämmerchen nur sehr langsam durch das jahrzehntealte Gestein vorarbeiten kann. Wenn man sich einmal ein Fremdwort falsch eingeprägt oder ein Wort in einer anderen Sprache falsch gelernt hat, ist es viel schwieriger, in Zukunft das korrekte Wort zu benutzen, als wenn man es von Anfang an richtig gelernt hätte. Umlernen ist erheblich schwerer als Neulernen. Und das ist Psychotherapie in der Regel: umlernen.

Selbst die Krankenkassen, die sonst ja oft recht knauserig sind, sehen ein, dass eine Psychotherapie etwas mehr Zeit in

Anspruch nimmt. In der Regel genehmigen sie erst einmal fünfundzwanzig Stunden. Bei einer psychoanalytischen Behandlung in Ausnahmefällen bis zu dreihundert Stunden. Bei einer tiefenpsychologischen Therapie insgesamt bis zu achtzig oder, in Ausnahmefällen, einhundert Stunden. Bei einer verhaltenstherapeutischen Behandlung bis zu achtzig Stunden.

Man kann nicht in der Welt herumspazieren, ohne eine Menge Unsinn zu hören. So habe ich einmal die Meinung gehört, es läge gar nicht im Interesse von Psychotherapeuten, ihre Patienten zu heilen. Vielmehr versuchten wir, sie so lange wie möglich krank zu halten, um möglichst viel Geld aus ihnen herauszuholen.

Diesseits solcher Verschwörungstheorien sieht es so aus: Der Bedarf an Psychotherapie ist größer als das Angebot. Niemand von uns sitzt in seiner Praxis, dreht Däumchen und hofft, dass endlich einmal ein Patient anruft.

Wenn Therapien lange dauern, dann deshalb, weil es Zeit braucht, bis etwas, das sich verfestigt hat, wieder in Bewegung kommt. Wer Rückenbeschwerden hat, wird auch ein paarmal zum Physiotherapeuten gehen müssen. Der hat auch nicht die eine geniale Übung, die er den Patienten einmal machen lässt, und der ist danach seine Beschwerden für alle Zeiten los. Und ebenso wenig gibt es eben den einen genialen Ratschlag, der alle Probleme löst.

Ratschläge und Nebenwirkungen

Vor allem Tiefenpsychologen und Psychoanalytiker sind mit Ratschlägen mehr als geizig. Es kommt vor, dass Patienten das am Anfang als überaus frustrierend empfinden. Schließlich sind Ratschläge doch üblich draußen in der Welt. Man erzählt der besten Freundin, was einen drückt, und die hat sofort einen guten Rat parat. Na ja, der hilft fast nie. Ein paar Ratgeberbücher hat man vielleicht auch schon gelesen, wenn die allerdings funktioniert hätten, säße man jetzt nicht hier.

Aber beim Psychotherapeuten muss das doch anders sein, glauben viele Patienten. Der hat sicher einen geheimen Fundus an Tipps, irgendetwas ganz Verblüffendes, das man sofort einsieht und umsetzen kann – und alles ist gut.

Ich bin absolut keine Freundin von Ratschlägen. Ratschläge gehören ausschließlich dorthin, wo jemand von einer konkreten Sache keine Ahnung hat. Wenn Ihr PC plötzlich verrückte Dinge tut, die er nicht tun sollte, rufen Sie jemanden an, der sich mit dem komplizierten Innenleben von Computern auskennt, und erbitten seinen Rat. Er wird Ihnen sagen, welche Tasten Sie drücken müssen, und schon sind Ihr PC und Sie wieder ein Herz und eine Seele.

Sie haben einen *guten* Rat bekommen, denn Sie wissen jetzt etwas, das Sie vorher nicht wussten.

Rufen Sie Ihre beste Freundin an, um sich wieder einmal über Ihren Mann zu beschweren, und die empfiehlt Ihnen, sich endlich von ihm zu trennen, dann ist das kein guter Rat. Sie hat Ihnen nämlich etwas empfohlen, das Sie längst wussten. Sie wussten, dass es die Möglichkeit gibt, sich zu trennen.

Wahrscheinlich kennen Sie sogar Leute, die es getan haben. Wenn Sie es nicht tun, gibt es Gründe dafür. Vielleicht sind Sie noch nicht so weit, vielleicht wollen Sie sich gar nicht trennen, sondern sich nur ab und zu beschweren. Vielleicht hindern Ängste Sie daran, die aus dem Unbewussten kommen. Etwas geraten zu bekommen, dessen Existenz einem bekannt ist, hilft nicht weiter. Im Gegenteil, man fühlt sich noch mieser. *Ich weiß es doch, warum kann ich es nicht umsetzen?*, sagt man sich dann lediglich.

Seien Sie ehrlich: Die Ratgeberbücher, die Ihnen in Ihrem Leben wirklich geholfen haben, waren allesamt solche, in denen Dinge standen, die Ihnen völlig neu waren. Sei es *Die perfekte Motorrad-Restaurierung* oder *1000 ganz geniale Haushaltstipps*. Da haben Sie etwas mitgenommen, das Ihnen für Ihr ganzes Leben nützlich sein wird und das Sie nie vergessen werden.

Psychotherapiepatienten haben in der Regel mehr als genug Ratschläge in ihrem Leben erhalten. Auch wenn es den Therapeuten noch so sehr in den Fingern juckt, sollte er sich nicht in die lange Reihe der Ratschläger einordnen. Schauen wir auch dazu kurz bei einer psychotherapeutischen Behandlung durchs Schlüsselloch.

Die Patientin berichtet gerade, wie seltsam sie es findet, dass sie noch nie in ihrem Leben einen Freund hatte. Schon während der Schulzeit, als die anderen anfingen, mit Jungs auszugehen, hat sie jeden Abend zu Hause gesessen. Und sie kann sich nicht einmal erklären, woran das gelegen hat.

Na, ich könnt's dir schon erklären, denken Sie. Die Patientin ist etwas übergewichtig, trägt Jeans, die schon einmal bessere

Tage gesehen haben, ein formloses Sweatshirt, und ihre Haare verraten, dass kein Friseur im letzten Jahr an ihr auch nur einen Cent verdient hat. In einer Stylingshow würde sich nun ein Heer von Beautyspezialisten über sie hermachen und sie in etwas verwandeln, das mit dem Ausgangsprodukt nicht mehr viel zu tun hat.

Eigentlich ein klarer Fall. Der Therapeut braucht jetzt nur ein wenig Mut und Einfühlungsvermögen, um der Patientin zu stecken, woran es liegt, dass niemand sie mit Paarungsinteresse betrachtet. Und ihr einige Tipps zu geben, wie sie das ändern kann. Vielleicht sollte er sie aber auch zu einer Kollegin schicken, die sich mit so etwas bestimmt besser auskennt als ein männlicher Therapeut.

Nix da. Ein guter Psychotherapeut wird sich hüten, der Patientin einen Besuch beim Friseur oder bei der Kosmetikerin anzuraten oder ihr den Kauf einer Frauenzeitschrift zu empfehlen. Weil er weiß, dass selbst die Beautyspezialisten scheitern würden. Kämen die ein paar Monate später noch einmal wieder, müssten sie wahrscheinlich feststellen, dass ihr Schwan sich wieder in ein Entlein zurückverwandelt hat.

Vor vielen Jahren habe ich einmal in einer Frauenzeitschrift ein spektakuläres Umstyling gesehen, wo ich schon damals dachte: Das wird nicht halten.

Das Vorher-Foto zeigte eine Frau mit einem Rollkragenpullover, einer großen Brille und einem Pagenkopf, dessen Pony ihr tief ins Gesicht hing. Auf dem Nachher-Foto trug dieselbe Frau Kontaktlinsen, einen tief ausgeschnittenen Pullover, und man hatte ihr die Haare zurückgekämmt. Natürlich sah sie damit gut aus, keine Frage. Aber irgendwie auch so, als habe man ihr alles weggenommen, hinter dem sie sich vorher versteckt hatte.

Vielleicht hat sie sich mit diesem Schutz nicht mehr wohlgefühlt. Aber solange sie selbst nicht wusste, wofür sie ihn brauchte, wird sie sicher wieder zu ihm zurückgekehrt sein.

Auch unsere Patientin weiß natürlich, dass es Schminke und Boutiquen gibt. Wenn sie dafür sorgt, dass kein Mann sie anziehend findet, wird sie einen Grund dafür haben. Psychotherapeuten gehen davon aus, dass es diesen Grund gibt. Und dass er der Patientin offenbar nicht bewusst ist, sonst wäre sie schon einen Schritt weiter. Bewusst ist ihr der Wunsch nach einer Beziehung. Vielleicht fühlt sie sich einsam, vielleicht will sie auch nur so sein wie alle anderen. Nicht bewusst ist ihr hingegen, warum das bisher nicht geklappt hat. Hier würde der Psychotherapeut vermuten, dass etwas diesem Wunsch entgegenarbeitet. Vielleicht ist die Angst vor einer Beziehung größer als die Sehnsucht danach. Vielleicht war die Ehe der Eltern so von Streit geprägt, dass die Patientin nun fürchtet, es könne ihr in einer Partnerschaft ebenso ergehen.

Noch kennt der Therapeut die Ursache nicht. Aber er weiß, dass es sie geben muss. Vielleicht gibt es sogar mehrere Ursachen. Gemeinsam mit der Patientin kann er versuchen, sie herauszufinden.

Zusammen mit einer Kollegin habe ich über viele Jahre Psychotherapeuten ausgebildet. Wir haben ihnen streng eingeschärft, *niemals* das Wort »Volkshochschule« auszusprechen. Vor allem bei depressiven Patienten, die niedergedrückt sind und zu nichts mehr Lust haben, geraten unerfahrene Therapeuten in Versuchung, irgendwann verzweifelt zu fragen: »Wollen Sie nicht wenigstens einmal einen Volkshochschulkurs besuchen?«

Sollten Sie jemanden kennenlernen, der Analphabet ist und darunter leidet, der etwas dagegen tun möchte und nicht weiß, dass die VHS für Menschen wie ihn Kurse anbietet – dann dürfen Sie das V-Wort aussprechen. Ansonsten sollten Sie es tunlichst unterlassen.

Nein, Psychotherapeuten geben keine Ratschläge. Wenn wir daran glauben würden, dass Ratschläge funktionieren, säßen wir in lockerer Kleidung zu Hause, würden Ratgeberliteratur schreiben und müssten nicht hinaus ins Kalte.

Wir glauben nicht an Hilfe von der Stange, sondern an Maßgeschneidertes. Für uns ist es gerade schön, dass wir den Patienten nicht etwas verkaufen, das sie zu Hause auspacken, sondern dass wir die Fortschritte miterleben können. Schließlich sind spätestens das die Momente, in denen uns wieder einfällt, warum wir diesen Beruf ergriffen haben.

Der Therapeut ist nicht der Guru, der über ein Geheimwissen verfügt, das er nur seinen Patienten gegenüber aus der Tasche holt. Er versucht nicht, dem Patienten etwas überzustülpen, sondern ihn so kennenzulernen, wie er ist. Er versucht, unabhängig von seiner therapeutischen Ausrichtung, dem Patienten zu erklären, warum Dinge bei ihm so sind, wie sie sind, um bei ihm Verständnis für sich selbst zu wecken.

Hauptziel beinahe jeder Behandlung ist, dass es dem Patienten besser gelingt, ein Leben zu führen, das zu ihm passt, das ihn nicht allzu sehr gegen den Strich bürstet und krank macht. Dazu gehört, zu erkennen, was die eigenen Stärken sind, sie weiter zu kultivieren und psychologisches Muskeltraining mit den Seelenteilchen zu machen, die bisher etwas geschwächelt haben.

Ebenso, wie der Therapeut keine Ratschläge erteilt, legt er auch nicht fest, was die Ziele der gemeinsamen Arbeit sein sollen. Das tun er und sein Patient gemeinsam. Er hilft ihm lediglich dabei, sie für sich festzulegen. Oft fällt das dem Patienten nicht ganz leicht, denn sein einziges Ziel besteht darin, die unangenehmen Symptome loszuwerden. Und er ist überrascht, wenn er feststellt, dass dies dem Therapeuten nicht das Wichtigste zu sein scheint.

Gemeinsam wird man versuchen herauszufinden, was genau sich ändern müsste, um wenigstens einigermaßen symptomfrei zu werden. Zwischendurch, vor allem wenn es um die Frage geht, ob weitere Stunden bei der Krankenkasse beantragt werden sollen, ist es nötig, die Frage nach den Zielen erneut zu stellen und sie eventuell zu verändern. Wenn man weiß, wohin die Reise gehen soll, ist es einfacher, festzustellen, ob man sich noch auf dem richtigen Kurs befindet.

Aber gibt es nicht auch Risiken und Nebenwirkungen?, werden Sie einwenden.

Vielleicht kennen Sie jemanden, der von jemandem gehört hat, der einmal eine Psychotherapie gemacht hat und der seitdem ganz doof geworden ist, ein richtiger Egoist.

Natürlich kommen manchmal auch Patienten, die von ihren Mitmenschen als schwierig empfunden werden. Allerdings ist das Problem unserer Patienten häufiger, zu pflegeleicht zu sein. Zu uns kommen eher die Opfer als die Täter, was eigentlich auch ganz logisch ist. Als Opfer leide ich. Als Täter leide ich meist erst dann, wenn ich keiner mehr sein darf. Mitunter weise ich Patienten darauf hin, dass sie hinterher eventuell nicht mehr ganz so pflegeleicht sein werden wie zuvor. Ein Risiko, das die meisten bereit sind, einzugehen.

Nicht allen Angehörigen und Freunden schmeckt das. Da hat man jemanden in Therapie geschickt, weil man ihm etwas Gutes tun wollte, und stattdessen hat er dort gelernt, die Hand zu beißen, die ihn füttert. Aus der vormals so netten Freundin ist eine Egoistin geworden.

Das kann passieren, wenn man jemandem eine Psychotherapie empfiehlt. Dass der Betreffende sich weigert, dort das zu lernen, was man für nötig hält, und stattdessen einfach lernt, was ihm guttut. Außerdem verhält es sich mit dem, was man in der Psychotherapie lernt, nicht viel anders als generell mit den Dingen des Lebens: Man muss erst einmal die richtige Dosis finden.

Ich erinnere mich noch an meine allererste Fahrstunde. Ich hatte noch nie hinter dem Steuer eines Autos gesessen, und als ich aufs Gaspedal trat, machte der Wagen einen Satz vorwärts. Ich musste erst lernen, die Kraft zu dosieren. Nein, die Geschichte, wie ich meinem Fahrlehrer fast die Hand abgefahren habe, erzähle ich nicht. Es wird schon einen Grund geben, warum ich Psychotherapeutin geworden bin und nicht die Rallye Dakar fahre.

Genauso ist es auch in der Psychotherapie mit der Dosierung. Wenn Sie bisher zu allem Ja und Amen gesagt haben und jetzt ausprobieren, was passiert, wenn Sie das mal nicht tun, werden Sie möglicherweise zuerst über das Ziel hinausschießen. Und vielleicht wird der eine oder andere in Ihrem Bekanntenkreis zunächst einmal irritiert sein. Entweder weil Sie es tatsächlich übertrieben haben, oder auch nur, weil man dieses Verhalten von Ihnen nicht gewohnt ist. Und eventuell wird sich dann die Spreu vom Weizen trennen. Es wird die wahren Freunde geben, die sich für Sie freuen, wenn es Ihnen jetzt besser geht, und die akzeptieren, dass Sie ab jetzt auch eine eigene Meinung haben. Und es wird die geben, die den Verlust von jemandem bedauern, der ihnen stets seine Aufmerksamkeit schenkte, obwohl sie selten etwas zurückgaben, und der immer tat, was sie wollten, ohne das labile Gleichgewicht der Beziehung mit eigenen Wünschen zu belasten.

Immer wieder erlebe ich, dass Partnerschaften und sogenannte Freundschaften eine Psychotherapie nicht überdauern. Nicht, weil der Therapeut seinem Patienten einredet, er müsse sich doch von diesen Leuten trennen. Ein guter Therapeut greift nicht ins Leben seiner Patienten ein. Sondern weil die Patienten erkannt haben, dass diese Beziehungen sie krank gemacht haben.

Auch das sind Risiken und Nebenwirkungen. Ich habe allerdings noch keinen Patienten erlebt, der nach der Therapie einsamer war als vorher.

Da ich es noch nicht ausdrücklich erwähnt habe, tue ich es hier: Der Therapeut unterliegt der *Schweigepflicht*. Was seine Patienten ihm erzählen, darf er niemandem weitererzählen, es sei denn, sie entbinden ihn ausdrücklich davon, zum Beispiel einem anderen Arzt gegenüber.

An dem Tag, an dem ich dies geschrieben habe, tauchte abends im Fernsehen in einem *Tatort* eine Psychotherapeutin auf, die einen Mann im Beisein mehrerer anderer Personen fragte: »Waren Sie nicht schon einmal vor ein paar Jahren bei mir in Behandlung?«

Nein, so etwas wird Ihnen nicht passieren. Es sei denn, Sie bekommen eine Rolle in einem *Tatort*. Falls doch, kann die Therapeutin, die auf diese Weise gegen die Schweigepflicht verstoßen hat, Ärger bekommen. Gewaltigen Ärger.

Die meisten Therapeuten sind so diskret, dass sie ihre Patienten auf der Straße nur dann grüßen, wenn die allein unterwegs sind oder wenn sie zuerst gegrüßt haben. Sie müssen also nicht befürchten, dass das Schnuckelchen, das Sie eben in der Disco kennengelernt haben, Sie fragt: »Wer war denn das eben?«, und Sie antworten müssen: »Das ist meine Psychotherapeutin.«

Andererseits wäre das doch schon einmal ein netter erster Test, wie Schnuckelchen darauf reagiert.

Patienten sehen es nicht gern, wenn Psychotherapeuten frei herumlaufen. Sie erschrecken oft, wenn sie ihrem Therapeuten auf der Straße begegnen. Sie wünschen sich, allabendlich käme die Putzfrau in die Praxis, würde unseren Stecker ziehen, den Therapeuten in den Wandschrank stellen, um ihn morgens wieder hervorzuholen und kurz abzustauben, bevor er wieder seinen Dienst antritt. Patienten wollen nicht, dass wir draußen herumlaufen, und das ist auch verständlich. Für sie sind wir Gefahrguttransporter. Schließlich tragen wir all das mit uns herum, was sie vielleicht noch nie einem Menschen anvertraut haben, weil sie es für hochexplosiv halten.

Bei uns ist es so ähnlich wie bei Priestern in der Beichte. Psychotherapeuten müssen sogar für sich behalten, wenn Patienten ihnen von einer Straftat erzählen, die sie begangen haben und die unentdeckt geblieben ist. Lediglich, wenn der Patient ihnen von einer Straftat erzählt, die er zu begehen beabsichtigt, müssen sie etwas dagegen unternehmen. Das ist aber auch schon die einzige Ausnahme. Zu allem anderen müssen Sie ausdrücklich Ihre Zustimmung geben. Dazu gehört auch, dass Ihr Therapeut sich nicht darauf einlassen wird, wenn einer Ihrer Angehörigen ihn anruft, um ihm etwas zu erzählen, von dem er meint, Sie hätten es bestimmt verschwiegen.

Nun haben Sie also bereits eine ungefähre Vorstellung davon, wie ein therapeutischer Kontakt zustande kommt. Stellen wir uns vor, Patient und Therapeut haben beschlossen, weiter miteinander zu arbeiten.

Und schauen wir mal, wie es danach weitergeht.

KAPITEL 3

DIE PSYCHOTHERAPIE -
JETZT GEHT'S LOS!

Herr Ich räumt auf

Haben Sie schon mal einen Hitchcock-Film gesehen? Alfred
Hitchcock war ein Sigmund-Freud- und Psychoanalyse-Fan.
Er glaubte, was Sigmund Freud noch glaubte, was Psychotherapeuten heute aber nicht mehr unterschreiben würden. Damals dachte man noch, sobald man den Schlüssel zu dem
Raum im Keller gefunden habe, sei alles gut. Der Patient sei in
dem Augenblick schlagartig geheilt, in dem Unbewusstes bewusst werde.

Besonders deutlich wird diese Sicht in den Filmen *Ich kämpfe
um dich* (der, in dem Ingrid Bergman und Gregory Peck Psychiater spielen) und in *Marnie*.

In Letzterem geht es um eben jene Marnie, eine junge Frau
(gespielt von Tippi Hedren), die immer wieder Diebstähle be-
geht. Ihr Vorgesetzter (Sean Connery) ertappt sie eines Tages
dabei. Anstatt sie anzuzeigen, bringt er sie dazu, ihn zu heira-

ten. Sie weigert sich jedoch, mit ihm zu schlafen, und unternimmt stattdessen einen Selbstmordversuch.

Das macht dem Zuschauer endgültig deutlich, dass hier eine psychische Störung vorliegt. Nicht mit Sean Connery schlafen zu wollen, galt in den Sechzigern als sicheres Anzeichen einer psychischen Störung, zumindest bei Frauen.

Am Ende des Films wird in einer dramatischen Szene die Ursache von Marnies Problemen deutlich. Ihre Mutter war eine Prostituierte, und einmal kam es zu einer Situation, in der die Mutter glaubte, einer ihrer Freier wolle sich an der kleinen Tochter vergreifen. Es stellt sich heraus, dass nicht die Mutter den Mann daraufhin umgebracht hatte, wie Marnie bisher glaubte, sondern dass Marnie selbst es war, im Glauben, er wolle ihrer Mutter etwas tun. All dies hatte Marnie völlig *verdrängt*, wie die Psychoanalytiker es nennen, wenn man etwas in den inneren Kellerraum schafft und dort vergisst.

Diese Erkenntnis, die Wieder-Bewusstmachung, geht bei der Hauptfigur natürlich unter Aufbietung höchster Schauspielkunst vonstatten. Es wird geweint, es wird geschrien, es wird zusammengebrochen. Danach kann der Zuschauer das Kino in der beruhigenden Gewissheit verlassen: Marnie wird nie wieder klauen. Und die beiden gehen jetzt nach Hause, um einvernehmlichen Sex zu haben.

Der Zuschauer hat etwas über die Psyche gelernt: Wenn Unbewusstes bewusst wird, ist das mindestens so anstrengend und so dramatisch wie eine Geburt. Oder wie ein Exorzismus. Kein Wunder, dass so viele Leute Angst vor Psychotherapie haben.

Ja, zu Freuds Zeiten hat man noch geglaubt, dass Psychoanalyse (die zu dieser Zeit die einzige Form der Psychotherapie war) so abläuft. Nicht, dass Psychotherapie nicht auch sehr aufregend sein kann – aber es gibt nicht diese eine dramatische Szene. Das ist Kino, keine Realität. Manchmal gibt es einzelne Sitzungen, die den Patienten ein riesiges Stück voranbringen. Aber der Alltag ist ganz normale Kleinarbeit. Dass einem Menschen etwas wieder bewusst wird, das er komplett verdrängt hatte, kommt extrem selten vor. Allenfalls fällt dem Patienten etwas wieder ein, das nicht unbewusst, sondern *vorbewusst* war. Das heißt, es handelt sich um etwas, an das er lange Zeit nicht mehr gedacht hatte und das ihm erst wieder einfiel, als der Therapeut seine Aufmerksamkeit darauf lenkte. Für die meisten Menschen ist diese Tatsache eher beruhigend. Viele fürchten sich vor den finsteren Teilen in sich selbst, denen sie in einer Therapie begegnen könnten.

Vor allem bei denjenigen, die potenzielle Kandidaten für eine Psychotherapie sein könnten, neigt sich das innere Gleichgewicht meist zugunsten des Herrn aus dem Obergeschoss. Bei ihnen gibt es viele Verbote und Selbstbeschimpfungen. Neugier auf sich selbst, der Mut, auch einmal ungewöhnliche Wege zu gehen, sind dagegen eher unterentwickelt.

Viele Patienten gleichen Menschen, die ein großes Haus besitzen, davon aber nur wenige Räume bewohnen, weil sie überzeugt sind, es lohne sich nicht, die anderen zu betreten. Sie glauben, in ihnen gebe es etwas, das man am besten ruhen lassen sollte, das bestimmt nicht schön anzuschauen und wahrscheinlich sogar gefährlich sei. Denen erzähle ich mitunter, dass es sich dabei wohl nicht um ein Monster handelt, sondern um viele, viele kleine Gefühle, die man im Laufe seines Lebens verdrängt hat. Man hat die Kellertür kurz aufgemacht, sie die Treppe runtergeschubst und die Tür wieder hinter ihnen zugemacht. Natürlich finden das die kleinen Gefühle nicht so wahnsinnig berauschend, deshalb rotten sie sich da unten zusammen und veranstalten einen Höllenlärm. Das ist das, was wir als Symptome wahrnehmen. Weil dieser Lärm so laut, so quälend unangenehm ist, gehen wir davon aus, es müsse sich um ein riesiges schreckliches Monster handeln, das ihn verursacht.

Irrtum.

Die Soforthilfe in der Psychotherapie besteht darin, dafür zu sorgen, dass zumindest keine neuen kleinen Gefühle mehr in den Keller geworfen werden. Das tut der Therapeut, indem er den Patienten beispielsweise jedes Mal unterbricht, wenn der sich selbst beschimpft, oder wenn er elegant über ein Gefühl hinweggeht, von dem der Therapeut der Meinung ist, es lohne sich, es wahrzunehmen. Statt es die Kellertreppe hinunterzuschubsen und einzusperren.

Die weitere Arbeit besteht darin, die Kellertür aufzuschließen und all die kleinen Gefühlchen freizulassen. Ganz behutsam, Stück für Stück. Und nicht wie bei Hitchcock alle auf einmal.

Wenn Weinen, Schreien und große Szenen für Sie jedoch unverzichtbar dazugehören – es gibt Selbsterfahrungsgruppen, Psycho-Workshops und auch ganz seriöse psychotherapeutische Verfahren, bei denen Sie diesbezüglich auf Ihre Kosten kommen. Wenn Sie psychisch ausreichend stabil sind und an jemanden geraten, der erfahren ist und seine Sache gut macht, kann das eine spannende Erfahrung sein. Bei kassenzugelassenen Psychotherapeuten werden Sie auf derlei allerdings weitgehend verzichten müssen.

Okay, also nicht wie bei Hitchcock. Schauen wir einmal, wie eine Psychotherapie stattdessen aussieht. Zu Beginn der Behandlung kommt der Patient mit Symptomen. Ganz gleich, ob es sich dabei um Panikattacken, depressive Verstimmungen, Probleme im Leistungs- oder im zwischenmenschlichen Bereich handelt – er will sie einfach nur loswerden. Der Therapeut soll sie ihm irgendwie wegoperieren, und danach soll er wieder der Mensch sein, der er vorher war. Und gut ist. Schließlich ging es ihm doch schon einmal besser. Und genauso soll es wieder werden. Das ist in der Regel der Auftrag des Patienten an den Psychotherapeuten.

Manchen Patienten erkläre ich gleich am Anfang, dass sie nie mehr der Mensch sein werden, der sie vor dem Ausbruch der Symptomatik waren. Und dass sie wahrscheinlich auch ihre Symptome nicht mehr loswerden.

Es ist nicht schön, Schmerzen zu haben. Aber es ist gut, dass wir ein Schmerzempfinden besitzen. Dass wir merken, wenn wir uns geschnitten haben, damit wir die Wunde versorgen können, statt uns möglicherweise eine Blutvergiftung zuzuziehen. Es ist wichtig zu begreifen, dass Symptome kein überflüssiger Teil sind, ohne den man genauso gut und besser leben könnte, sondern dass sie ein gesunder Schutzmechanismus sind.

Auch psychische Symptome sind wichtig, so unangenehm sie sein mögen. Sie zeigen uns, dass etwas verletzt worden ist, dass etwas geschehen ist, das uns nicht guttut. Auch wenn es schwer ist, das zu akzeptieren: Die Symptome sorgen für uns. Vielleicht werden Sie das Symptom, das Sie in eine Psychotherapiepraxis führt, ein Leben lang behalten. Möglicherweise werden Sie es nach Abschluss der Behandlung über lange Zeit nicht mehr wahrnehmen. Aber irgendwann wird es sich vielleicht wieder melden.

Mit Hilfe dessen, was Sie in der Therapie gelernt haben, werden Sie es dann immer noch nicht wie einen geliebten, lange vermissten Freund begrüßen. Das wäre wirklich zu viel verlangt. Aber Sie werden es als eine Art Warnlampe ansehen können, die Ihnen signalisiert: Vorsicht! Du bist in Gefahr, wieder auf die falsche Spur zu geraten.

Dass Dinge bewusst werden, bedeutet nicht, dass nun alles wunderbar ist und man nur noch mit einem überirdischen Grinsen durch die Gegend läuft, als sei man in eine Gehirne waschende Sekte geraten. Es bedeutet lediglich, dass Dinge auf den Tisch kommen, statt sich in Form von Symptomen zu äußern. Das muss das Leben nicht unbedingt leichter machen. Unsere Aufgabe ist lediglich, Symptome zu heilen oder zumindest zu lindern.

Patienten brauchen meist einige Sitzungen, bis sie begriffen haben, dass es in der Therapie wirklich um sie geht. Oft verhalten sie sich, als gehe es um den Therapeuten. Als müssten sie dafür sorgen, dass er alles erfährt, was er wissen muss, sogar darum, dass er sich nicht langweilt. Darum, den Erwartungen des Therapeuten zu entsprechen. Mitunter müssen sie sogar erst lernen, im Mittelpunkt zu stehen. Weil es vielleicht zum ersten Mal in ihrem Leben so ist.

Schließlich haben die Patienten höchstwahrscheinlich unreife Eltern gehabt, die mit sich selbst beschäftigt waren. Sie hatten keine Kraft und keine Energie für ihre Kinder übrig, haben ihnen selten richtig zugehört und sind kaum auf sie eingegangen. Bei vielen Patienten waren die Rollen sogar vertauscht, wie bei dem Elfjährigen im Zug. Sie mussten sich eher um die Eltern sorgen, als dass diese sich um ihre Kinder gekümmert hätten.

Solche Patienten erkenne ich daran, dass sie sich häufig nach meinem Befinden erkundigen und danach, ob mein Beruf nicht sehr anstrengend sei. Das heißt, sie tasten sich erst langsam vor, prüfen, ob ich tatsächlich ein offenes Ohr für sie habe oder ob ich nicht auch wieder jemand bin, der vor lauter Überforderung nicht wirklich für sie da sein kann. Dass jemand sich ernsthaft für ihr Gefühlsleben interessiert, ist für viele Patienten eine völlig neue Erfahrung.

Zu Beginn einer Sitzung sagen Patienten oft, es gebe nichts Neues. Auch das ist ein Zeichen dafür, dass sie mit ihrer Aufmerksamkeit noch mehr beim Therapeuten als bei sich selbst sind. Denn natürlich gibt es immer etwas Neues. Eine ganze Woche lang sind diesem Menschen hunderttausend Dinge durch den Kopf gegangen. Er geht allerdings davon aus, dass die für den Therapeuten uninteressant sind und dass man dem mit solchen Nichtigkeiten nicht zu kommen braucht. Wenn sich die Mama früher allenfalls dafür interessiert hat, wenn man sich einen Arm gebrochen hatte, kann man sich nicht vorstellen, dass etwas unterhalb solch dramatischer Vorfälle für den Therapeuten interessant sein kann. Wobei ich auch schon von Patientenmüttern gehört habe, die selbst auf einen Armbruch ihres Kindes kaum reagiert haben.

Wenn Patienten sagen, sie wüssten nichts zu erzählen, frage ich sie einfach, wie es ihnen geht. Das macht es ihnen leichter, mit der Aufmerksamkeit bei sich selbst zu bleiben, anstatt sich zu überlegen, was für mich wichtig sein könnte. Der Schwerpunkt der Aufmerksamkeit muss also vom Therapeuten auf den Patienten verlagert werden. Dazu muss der Patient sich sicher fühlen können, dass mit dem, was er auf den Tisch legt, respektvoll umgegangen wird, wie groß, wie klein, wie beängstigend oder peinlich auch immer es sein mag.

Der Therapeut muss sich das Vertrauen des Patienten erarbeiten. Es ist völlig in Ordnung, wenn Sie in der Psychotherapie nicht gleich alles auspacken. Das ist ein gesunder Schutzmechanismus. Schließlich müssen Sie zunächst einmal sehen, wen Sie vor sich haben und ob er Ihr Vertrauen verdient. Nur weil über einem Laden »Bäckerei« steht, gehen Sie noch lange nicht davon aus, dass dort unvergleichliche Geschmackserlebnisse auf sie warten. Erst, wenn Sie festgestellt haben, dass die Brezeln in den dünnen Teilen knusprig und am dicken Ende weich sind, werden Sie beginnen, dem Bäcker zu vertrauen.

Ist dieses Grundvertrauen erst einmal vorhanden, ist es aber auch wichtig, mutig zu sein. Wenn Patienten sagen: »Eigentlich wollte ich Ihnen das nicht erzählen, das ist mir zu peinlich«, ist gerade das oft der Beginn einer Stunde, die ihn ein großes Stück weiterbringt.

Außerdem hat der Therapeut es in diesem Punkt auch nicht leichter. Auch er muss immer mal wieder seinen ganzen Mut zusammennehmen, wenn es darum geht, etwas anzusprechen, das erst ganz vage spürbar ist, oder das er gar nur mit seinem Instinkt, noch nicht mit dem Verstand wahrgenommen hat.

Mit manchen Patienten kann man gleich richtig loslegen, bei anderen muss erst einmal viel beiseite geräumt werden.

Das Thema Normalität hatten wir ja schon. Es ist immer wieder erstaunlich, was Menschen an sich alles »nicht normal« finden. Oft sind es gerade die Dinge, die ihnen helfen, gesund zu bleiben. Viele Patienten kommen mir zu Beginn der Psychotherapie vor wie eine strenge, verständnislose Mutter, die ihr Kind in die Erziehungsberatung schleppt. Sie beschreiben sich als faul, schwach, zu anklammernd und was dergleichen Selbstbeschimpfungen mehr sind.

Man merkt schnell: Da sitzt jemand, der mit den Augen des brutalstmöglichen Kritikers auf sich blickt. Das personifizierte Über-Ich. Auf Nachfrage gibt der Patient zu, dass er die gleichen Verhaltensweisen, die er bei sich geißelt, bei seinen Mitmenschen akzeptabel fände, dass sie ihm vielleicht nicht einmal auffallen würden. Nur sich selbst gegenüber ist er so streng. Ausgerechnet der Person gegenüber, mit der er bis zu seinem Ableben vierundzwanzig Stunden am Tag verbringen wird.

Die Aufgabe des Psychotherapeuten besteht in den meisten Fällen darin, dieses Zusammenleben des Patienten mit sich selbst erträglicher zu gestalten und dafür zu sorgen, dass er sich nicht pausenlos die Hölle heißmacht. Dazu gehört auch, dass der Therapeut etwas tut, was normalerweise im Gespräch als höchst unhöflich gilt. Er unterbricht den Patienten. Selbstbeschimpfungen lässt er nicht durchgehen, sondern er weist den Patienten, dem sie wahrscheinlich gar nicht auffallen, darauf hin, dass er mit sich selbst in einer Weise umgeht, wie er es bei seinen Bekannten niemals tun würde.

Diese Unterbrecherei kann einem Patienten gehörig auf die Nerven gehen. Schließlich weiß er, was er erzählen möchte.

Wie soll das gehen, wenn er ständig unterbrochen wird? Er muss erst lernen, dass es dem Therapeuten um etwas anderes geht, und dass das *Wie* mitunter wichtiger ist als das *Was*.

Manchmal kann er auch das Gefühl bekommen, alles, was er sagt, werde auf die Goldwaage gelegt. Stimmt. Dass jemand meint, was aus dem Mund des Patienten kommt, sei wertvoll und wichtig, ist bisweilen ein irritierender Kontrast zu der inneren Stimme, die meint, man rede mal wieder kompletten Müll.

Vor vielen Jahren kam ein Patient zu mir in Behandlung, der darunter litt, dass er in seinem Studium schon zweimal durch die wichtige, alles entscheidende Abschlussprüfung gerasselt war. Er hatte noch einen Versuch. Wenn der auch wieder in die Hose ging, würde er sein Studium in die Tonne treten können. Der Patient glaubte auch ganz genau zu wissen, was schiefgelaufen war. Er war stinkend faul, mied seinen Schreibtisch wie der Teufel das Weihwasser und schaffte es einfach nicht, sich zu organisieren.

Ich sah schon wieder den strengen Dachgeschossbewohner in seinem Kopf vor mir, der zu mir sprach: »Dem müssen Sie tüchtig den Marsch blasen, dem faulen Hund, der will nichts schaffen, dem müssen Sie Disziplin einbläuen, wenn es sein muss, mit dem Rohrstock.«

In der Tat hatte ich es schon mehrfach mit Patienten zu tun, die meinten, bei ihnen hülfe die sanfte Tour nichts, ihnen müsse man gehörig in den Hintern treten. Den Teufel habe ich getan.

Und mit dieser Faulheitsgeschichte, die viele Patienten einem aufbinden wollen und an die sie ja tatsächlich glauben, braucht man mir schon gar nicht zu kommen. Es gibt keinen einleuchtenden Grund, warum aus einem Kind, das neugierig aufs Leben ist, plötzlich ein Erwachsener wird, der nicht mehr lernen möchte. Zumindest ist das nichts, das »einfach so« passiert.

Den Patienten mit den Prüfungsproblemen und der angeblichen Faulheit stellte ich vor die Wahl, eine Verhaltenstherapie zu machen oder bei mir eine tiefenpsychologische Behandlung zu beginnen. Ich schilderte ihm die Verhaltenstherapie auf das Verlockendste und meinte, dort bekäme er alle Unterstützung, die er brauche, um seine Prüfung dieses Mal zu schaffen. Wenn er bei mir in Behandlung bleibe, würde ich mich für die lebensgeschichtlichen Hintergründe seiner Probleme interessieren. Nicht, dass die Verhaltenstherapeuten das nicht tun, nur eben nicht so ausufernd wie wir. Das Ganze sei aber völlig ergebnisoffen, und ich könne ihm nicht versprechen, dass er seine Prüfung dann packen werde.

Bis heute weiß ich nicht, warum er sich letztlich für eine tiefenpsychologische Behandlung entschieden hat. Ach Quatsch, natürlich weiß ich es. Offenbar hatte ich jemanden auf meiner Seite, der in seiner Abstellkammer im Keller gefangen war. Ein kleiner, verschüchterter Teil des Patienten, der es satt hatte, ständig als faul und unfähig beschimpft zu werden. Und dieser Teil hatte sich ausnahmsweise einmal durchgesetzt.

Jedenfalls stellte sich im Verlauf der Behandlung heraus, dass der junge Mann keinerlei Neigung gehabt hatte, das Fach zu erlernen, in dem er nun so schmählich versagte. Eigentlich hatte er Musiker werden wollen. Er spielte in einer Band und hatte auch regelmäßige Auftritte.

In der tiefenpsychologischen Behandlung geht es immer um innere Konflikte. Der Konflikt, der in diesem Patienten tobte, war der Konflikt zwischen dem, was sein ganz und gar Eigenes war, was seinen Bedürfnissen entsprach, und dem, was seine Eltern wollten. Es und Über-Ich lagen also richtig fett im Clinch miteinander.

Im ersten Kapitel hatten wir die Geschichte mit den Eltern, die durch ihre Kinder erreichen wollen, was ihnen selbst versagt blieb. Auch dies war so ein Fall. Der Vater des Patienten hätte gern studiert, allerdings kam der Krieg dazwischen. Also sollte der Sohn – das einzige Kind – diesen Traum verwirklichen. Natürlich würde der Sohn damit glücklich werden, da war sich der Vater völlig sicher. Und die Mutter des Patienten hatte in der Schublade bereits ein Türschild mit seinem Namen liegen. Mit einem »Dr.« davor.

Ziel einer Psychotherapie ist es, zu erkennen, wo man bisher stets den ausgefahrenen Spurrillen seines Lebens gefolgt ist. Es geht darum, die vielen kleinen Weggabelungen wahrzunehmen, die man zuvor übersehen hat, wenn man auf seiner Lebensautobahn unterwegs war. Und plötzlich festzustellen: Ich habe schon gesehen, dass da ab und zu mal jemand reinfährt, auch von meinen Freunden. Aber dass ich selbst diesen Weg einmal ausprobieren könnte – auf die Idee bin ich gar nicht gekommen.

Auch dieser Patient wusste, dass es Berufsmusiker gibt, und sicher hatte er auch schon erlebt, dass einer seiner Kommilitonen das Studium abgebrochen hatte. Nur für ihn selbst war das bisher nicht denkbar, war diese Möglichkeit nicht einmal wahrnehmbar gewesen.

Nachdem in der Therapie nun alles auf dem Tisch lag, war der junge Mann imstande, Alternativen zu erkennen. Bisher hatte er nur einen Weg gesehen: Wenn ich diese letzte Prüfung mache, werde ich in einem Beruf landen, der mir nie wieder Zeit für die Musik lässt. Kein Wunder, dass sein Es die Ärmchen verschränkte und beschloss, da nicht mitzuspielen. Der erste Impuls des Patienten, nachdem er das erkannt hatte, war, alles hinzuschmeißen, Jahre des Studiums hinter sich zu lassen und sich ganz seiner Musik zu widmen. Diese Vorstellung erschien ihm wie eine Befreiung. Das Es aus dem Keller stand kurz davor, den Bewohner des Dachgeschosses aus dem Haus zu jagen.

Nach einigen weiteren Sitzungen begriff er jedoch, dass er sich damit ebenso einschränken würde wie mit seinem bisherigen Weg. Er sah ein, dass er viel mehr Möglichkeiten hätte, wenn er die Prüfung bestehen würde. Er könnte danach zu seinen Eltern gehen und ihnen sagen: *Ich habe es geschafft. Das ist mein Geschenk an euch. Aber ab jetzt gehe ich meinen eigenen Weg.*

Er überlegte, ob es nicht doch Möglichkeiten gäbe, den brotbringenden Beruf vielleicht halbtags auszuüben, um sich mit dem beruhigenden Gefühl, auch am Monatsende noch etwas im Kühlschrank vorzufinden, der Musik widmen zu können. Dem Ich war es gelungen, Es und Über-Ich miteinander auszusöhnen.

Welche Entscheidung der junge Mann letzten Endes getroffen hat, weiß ich nicht. Bald darauf war die Behandlung zu Ende. *Nachdem* der Patient die Abschlussprüfung erfolgreich abgelegt hatte.

Ich hoffe, er hat nicht vergessen, dass es einen wichtigen Teil von ihm gibt, der beachtet werden möchte. Der Künstlerteil, nicht der Teil, der von den geplatzten Lebensträumen des Vaters gesteuert wird.

Was in dieser Behandlung passiert ist, ist nicht untypisch. Oft beginnt das Erwachsenwerden damit, dass man anfängt, Dinge zu tun, die den Eltern nicht gefallen. Üblicherweise ist das in der Pubertät der Fall. Und das Erwachsenwerden ist dann vollendet, wenn man souverän genug ist, Dinge tun zu können, obwohl sie den Eltern gefallen.

Wer nur den ersten Teil zustande bringt, sich endlich abzunabeln und seinen eigenen Weg zu gehen, bleibt unter Umständen für den Rest seines Lebens in einer pubertären Trotzphase stecken. Ums Verrecken würde er nichts tun, das seine Eltern auch nur im Entferntesten gut finden könnten. Wer sich so verhält, grenzt sich mit seinen Möglichkeiten genauso ein wie jemand, der stets nur das tut, was Papa und Mama gefällt. Erst wenn man seine Entscheidungen völlig frei treffen kann von dem, was die Eltern nicht gut finden, aber auch von dem, was sie gut finden, ist man wahrhaft erwachsen.

Wie es beim Tiefenpsychologen zugeht, können Sie sich jetzt vielleicht ein bisschen besser vorstellen. Jetzt wollen Sie bestimmt auch noch wissen, was ein Verhaltenstherapeut so tut.

Ihr Wunsch ist mir Befehl. Schauen wir also einem Therapeuten über die Schulter, der mit dieser Methode arbeitet.

Frau Sork räumt auf

Kommen Sie schnell, wir müssen leise sein, offenbar hat die Sitzung schon angefangen. Die Patientin erzählt gerade von einem langen Telefongespräch mit einer Freundin, das sie am Abend zuvor geführt hat. Schon seit Jahren hat die Freundin eine Beziehung zu einem verheirateten Mann, der seine Frau nicht verlassen kann. Natürlich geht es auch bei diesem Telefonat wieder einmal darum. Die Patientin hört sich zum x-ten Male die Probleme der Freundin an und merkt, dass es ihr dabei immer schlechter geht.

Die Therapeutin beginnt mit einer *Verhaltensanalyse,* bei der versucht wird, verschiedene Aspekte der Psyche in einer für die Patientin schwierigen Situation zu durchleuchten. Diese verschiedenen Aspekte werden in einer Abkürzung »SORK« genannt. Die Buchstaben stehen für Stimulus – Organismus – Reaktion – Konsequenz. Aber das müssen Sie sich wirklich nicht merken. Das war nur wieder ein Blick ins Therapeutenhirn. Wo bei den Tiefenpsychologen und Analytikern Herr Ich dafür zuständig ist, dass alles wieder in die Reihe kommt, ist es hier also sozusagen Frau Sork, die dabei behilflich ist.

Zunächst versucht die Therapeutin das Wesentliche dessen zu erfassen, was die Patientin berichtet. *Ich höre mir die Sorgen meiner Freundin an*, wäre das in diesem Fall, *und mir geht es dabei immer schlechter.* Dann fragt die Therapeutin nach dem Selbstbild, dem Weltbild, den Lebensregeln und den Vorbildern der Patientin. Die Frau hat von sich offenbar das Bild, sie sei zwar stärker als andere, aber auch weniger wichtig. Sie geht davon aus, dass Menschen sich eh nur für sich selbst interessieren und dass man fallen gelassen wird, wenn man einmal Hilfe braucht. Was sie selbst betrifft, hat sie allerdings den Anspruch an sich, für Freunde immer da und niemals egoistisch zu sein. Von ihr als ältestem Kind habe die Mutter immer besondere Hilfe erwartet, berichtet die Patientin. Wenn sie einmal unartig war, beschwerte die Mutter sich beim Vater, der die Tochter daraufhin bestrafte. Der Vater war oft abwesend. Wenn die Patientin nicht gehorsam gewesen sei, habe es Schläge gesetzt.

Nun weiß die Therapeutin schon, in welcher Situation das Problem der Patientin auftritt. Und sie weiß, auf welchem Hintergrund sich das Ganze abspielt. Jetzt will sie wissen, wie die Reaktionen der Patientin in einer solchen Situation sind.

Was denkt sie? Was fühlt sie? Was geht in ihrem Körper vor sich? Was tut sie?

Die Patientin erzählt, dass sie die Freundin ja möge, aber dass ihr deren verfahrene Beziehungsgeschichte mittlerweile schon zu den Ohren herauskomme. *Warum kann sie nicht einmal auf das hören, was ich ihr sage?*, fragt sie sich.

Eigentlich wollte sie den Abend viel lieber gemütlich mit einem Buch auf dem Sofa verbringen. Sie fühlte sich hilflos und ausgeliefert, war ärgerlich und gelangweilt. Sie wurde immer unruhiger und aufgeregter, verspürte ein Kribbeln und eine Verspannung im Nackenbereich. Mit dem Telefon in der Hand lief sie auf und ab, gähnte hörbar und sagte der Freundin zweimal, dass sie lieber am nächsten Tag weitertelefonieren wolle, was diese aber ignoriert habe.

Nun interessiert die Therapeutin sich noch für die Konsequenzen des Verhaltens der Patientin, für die positiven und die negativen.

Das Fiese bei dieser Konsequenzengeschichte ist, dass ein Verhaltensmuster, mit dem man unangenehme Gefühle umschiffen kann, sich sehr hartnäckig hält.

Das kennt jeder, der einmal aus Angst einen Zahnarztbesuch abgesagt hat. Wenn man Pech hat, erinnert man sich hinterher nur noch daran, wie erleichternd es war, als man den Hörer auflegte und sich dachte: »Yesss! Kein Bohrer heute!« Und man vergisst die längerfristigen Konsequenzen, nämlich den sich stetig verschlechternden Zustand der Zähne und dass die Behandlung später nur umso komplizierter wird.

Die positiven Konsequenzen des Verhaltens der Patientin am Vorabend waren, dass sie sich sagen konnte, sie sei eine gute Freundin, jemand, auf den man sich verlassen könne. Die negativen Konsequenzen waren die körperliche Anspannung und die Nackenschmerzen, ein mieses Gefühl am Ende eines für sie frustrierenden Abends und Ärger auf die Freundin.

Die Therapeutin mutmaßt, dass die depressiven Verstimmungen und das beeinträchtigte Selbstwertgefühl, die die Patientin in die Therapie geführt haben, die längerfristigen Konsequenzen ihres Verhaltens sind und der daraus resultierenden Tatsache, dass sie sich immer wieder hilflos und ausgeliefert fühlt.

Nun können Therapeutin und Patientin gemeinsam überlegen, an welchen Stellen Veränderungen möglich und sinnvoll wären, um das Befinden zu verbessern. Man könnte über ein anderes Verhalten nachdenken, sich überlegen, wie das aussehen könnte und warum es der Patientin so schwerfällt, es umzusetzen. Neue Situationen werden durchgespielt, im Gespräch und vielleicht auch in Rollenspielen, neue Verhaltensweisen immer wieder besprochen, ausprobiert und anschließend erneut besprochen.

So. Nun können Sie sich auch so ungefähr vorstellen, was in der Praxis eines Verhaltenstherapeuten geschieht. Und das war nur eine der Methoden, die der auf Lager hat.

Zurück zum Instinkt

Solange Patienten noch nicht vertraut sind mit dem Ablauf einer Psychotherapie, sagen sie zu Beginn der Sitzung oft etwas ratlos: »Ich weiß eigentlich gar nicht, worüber ich heute reden soll.« Das ist allerdings der falsche Ansatz. In der Therapie geht es nicht darum, worüber Patienten reden sollen. Sondern darum, worüber sie reden wollen.

Oft denken diese Menschen, sie müssten im Vorfeld entscheiden, was wichtig und was unwichtig ist. Und manchmal sind sie zu Beginn irritiert, wenn der Therapeut bei etwas hängen bleibt, das sie selbst für unwichtig halten. Möglicherweise denken sie dann, er habe nicht wirklich verstanden, worum es bei ihnen geht. Vielleicht verwechsle er sie sogar mit einem anderen Patienten. Zumindest verunsichert es die Patienten, nicht zu wissen, welches Thema sie ihrem Ziel, dass es ihnen wieder besser geht, näherbringt, und welches in die Irre führt.

Zudem können die Themen sich im Lauf der Zeit stark verändern. Am Anfang wird noch viel über das Symptom gesprochen, und man ist vielleicht verwundert darüber, dass der Therapeut auch über völlig andere Dinge reden will, die mit dem, was man selbst für sein wichtigstes Thema hält, anscheinend nicht das Geringste zu tun haben. Viele Patienten können sich erst mit der Zeit auf das einlassen, was ihnen das eingesperrte Kerlchen aus dem Kellerraum zuruft. Sie sind häufig beunruhigt, wenn die Stunde sie zu einem vermeintlich völlig anderen Thema führt. Manche werden dem Therapeuten gegenüber dann auch etwas vorwurfsvoll und sagen mit mahnender Stimme: »Beim nächsten Mal müssen wir aber besser darauf achten, dass wir beim Thema bleiben!«

Wie man halt so redet, solange das Über-Ich noch Herr im Hause ist.

Es ist ja auch wirklich ein bisschen gemein. Da haben Eltern und Lehrer – beide oft genug Helfershelfer des alten Herrn Über-Ich – viel Zeit und Mühe investiert, um einen davon abzubringen, den eigenen Bedürfnissen zu folgen. Und nun sitzt man beim Therapeuten, versucht, alles richtig zu machen, und plötzlich soll es wieder in die andere Richtung gehen. Man möchte alles ordentlich strukturieren wie in einem Deutschaufsatz, am besten noch mit Gliederung, und dann kommt dieser fremde Mensch daher und versucht einem weiszumachen, es solle etwas bringen, einfach alles auszusprechen, was einem in den Kopf kommt, möglichst unsortiert.

Diese Patienten brauchen noch einige Zeit, um zu begreifen, dass das Kerlchen aus dem Kellergeschoss oft sehr viel besser weiß, was ansteht, damit im Haus wieder Frieden und seelische Gesundheit herrschen, als der Griesgram aus dem Dachgeschoss. Erst mit der Zeit machen sie die beruhigende und, wie ich finde, sogar wunderbare Erfahrung, dass alle Wege zum Ziel führen.

Warum eigentlich halten wir uns so oft für weniger klug als Tiere? Tiere haben einen Instinkt, der ihnen zeigt, was zu tun ist, ohne dass sie dafür einen Coach konsultieren, darüber nachdenken oder endlos lange diskutieren müssen. Wenn sie müde sind, schlafen sie, wenn sie Hunger haben, fressen sie, wenn sie paarungsbereit sind, suchen sie sich einen Sexualpartner. Und sie können noch viel mehr. So suchen manche von ihnen, wenn sie krank sind, die für ihr Wehwehchen optimalen Heilpflanzen. Ohne vorher eine Internetsuchmaschine bemüht und den Namen der Krankheit eingegeben zu haben.

Auch bei kleinen Kindern funktioniert das noch. Sie schlafen, wenn sie müde sind, ohne vorher auf die Uhr zu sehen und sich zu sagen: »Oh, wenn ich morgen fit sein will, muss ich mich aber langsam mal hinlegen.« Vielmehr würde man bei jedem Kind misstrauisch werden, das von sich aus auf eine solche Idee kommt. Kinder schreien, wenn sie Hunger haben, ohne vorher eine Kalorientabelle zu Rate gezogen zu haben. Wenn ihnen nach Bewegung zumute ist, laufen sie so lange im Kreis, bis ihnen schwindelig wird und sie umfallen, ohne vorher verkündet zu haben: »Ich bräuchte mehr Bewegung, ich glaube, ich melde mich mal in einem Fitnessstudio an.« Und Probleme, sich für ihre Arbeit zu motivieren, kennen sie ebenfalls nicht. Jedes Kind, das nicht krank oder behindert ist, kann es gar nicht erwarten, morgens aus dem Bett zu kommen, die Welt zu entdecken und zu lernen. Schlimmstenfalls, was passiert, wenn man eine Stricknadel in eine Steckdose ohne Kindersicherung steckt.

Das instinktive Wissen unserer tierischen Vorfahren haben wir auch einmal besessen. In unserer Kindheit hatten wir sogar noch ziemlich viel davon. Und dann haben wir es verloren. Beziehungsweise es wurde uns systematisch abtrainiert.

Und natürlich habe ich auch dafür wieder ein Beispiel aus der Welt des Nah- und Fernverkehrs. In diesem Fall handelte es sich um eine ältere Dame und ein kleines Mädchen, die zusammen Straßenbahn fuhren.

»Guck mal, ein Radfahrer!«, rief das Mädchen und deutete nach draußen. Nun sind Radfahrer hier keine seltenere Spezies als anderswo, aber darum geht es nicht. »Wir gucken jetzt nicht nach Radfahrern«, wurde das Kind von der Großmutter streng zurechtgewiesen. »Wir fahren jetzt Straßenbahn!«

Na prima, dachte ich. Aber beschwer dich später nicht, wenn deine Enkelin in der Schule nicht lernen will, weil sie ihr Interesse an der Welt verloren hat. Vielleicht war die alte Dame ja Zen-Meisterin und vertrat die Ansicht: *Wenn ich gehe, dann gehe ich, und wenn ich esse, dann esse ich.* Allerdings fand ich nicht, dass sie wie eine Zen-Meisterin aussah. Vielmehr klang es nach dem klassischen: *Tu dies nicht, tu das nicht. – Nein, jetzt nicht!* Und so weiter. Bis das Über-Ich gewonnen und das Es untergebuttert hat.

Aber so leicht lässt sich das, was wir in Jahrmillionen gelernt haben und was unser Überleben gesichert hat, nicht totkriegen. Und so melden sich ständig sehr vernünftige, ursprüngliche Impulse bei uns.

Ein winzig kleines Beispiel: Manche Menschen machen, wenn ihnen unangenehme Gedanken oder Erinnerungen kommen, ein Geräusch. Das kann ein Schnalzen sein oder etwas Ähnliches. Sie tun es nur, wenn sie allein sind, und ganz automatisch, ohne darüber nachzudenken. Die unangenehmen Gedanken sind dann erst einmal weg, und eigentlich könnte man sich jetzt denken: *Mensch, feine Sache! Da hat mir mein Instinkt beziehungsweise mein Unbewusstes ein ganz tolles Instrument zur Verfügung gestellt, mit dem ich machen kann, dass es mir besser geht.*

Stattdessen beschließen die Menschen, das sei doch wohl »nicht normal«, manchmal, wenn man allein ist, einfach vor sich hin zu schnalzen, zu summen oder was auch immer. Ich finde das schade. Und irgendwie auch ziemlich undankbar gegenüber den Gaben, mit denen wir ausgestattet sind.

Ich habe bereits erwähnt, dass eine Mutter ihr Kind als eine Art exotischer Pflanze ansehen sollte, als etwas also, das man nicht mit einer vorgefertigten Erwartung betrachtet, sondern mit Neugier darauf, wie es wachsen und sich entwickeln wird. Es ist sinnvoll, sich selbst gegenüber die gleiche Haltung einzunehmen. Impulsen – sofern sie nicht einen selbst oder andere schädigen – nachzugehen, anstatt sie als »nicht normal« zu etikettieren.

In der Psychotherapie versucht der Therapeut, dem Patienten wieder Zugang zu diesen abtrainierten Impulsen zu verschaffen. Dazu gehört auch, dass der Patient Zutrauen dazu bekommt, dass sein Unbewusstes beziehungsweise sein Instinkt dafür sorgen wird, dass die Themen auf den Tisch kommen, die wichtig sind, um ihn voranzubringen. Es ist also gar nicht nötig, sich den Kopf darüber zu zerbrechen, was nun vielleicht weiterführt und was nicht.

Ein wichtiges Therapieziel ist, dass der Patient lernt, mit sich selbst liebevoll umzugehen, neugierig auf sich zu sein, zu beobachten, was er tut, und zu sagen: *Aha, so ist das also bei mir. Spannend!*

Vor allem Psychoanalytiker ermutigen Patienten ja dazu, alles auszusprechen, was ihnen in den Kopf kommt. Zumindest in der Therapie. Sie ermutigen nicht dazu, das in Gegenwart des Chefs zu tun, bei dem man sich noch Karrierechancen ausrechnet.

Sigmund Freud war der Meinung, dass Menschen nichts tun, was keinen Sinn hat. Wenn man das erst einmal begriffen hat, verbessert sich das Selbstwertgefühl nahezu automatisch, weil man merkt, dass diese Instinktgeschichte sich bemüht, dafür zu sorgen, dass man das Richtige tut. Auch wenn sie sich dabei manchmal etwas ungeschickt anstellt. Aber sie bemüht sich zumindest.

Gut, wird sich der Patient sagen, wenn man selbst also ganz durcheinander erzählen darf, muss ja zumindest der Therapeut eine Struktur haben. Viele Patienten fragen sich, ob der Therapeut sich denn überhaupt alles merken kann, was sie ihm erzählen. Und ob er es nicht vielleicht mit den Geschichten anderer Patienten durcheinanderbringt.

Menschen haben ein unterschiedlich gutes Gedächtnis. Das gilt für Menschen der verschiedensten Berufsgruppen. Vor vielen Jahren waren mein Mann und ich einmal mit einem befreundeten Ehepaar anlässlich eines Berlinbesuchs in einer sehr großen, rund um die Uhr gut besuchten Kneipe, und ein paar Tage später noch einmal. Dann fuhren wir wieder nach Hause. Als wir das nächste Mal nach Berlin und in die Kneipe kamen, war ein Jahr vergangen, und unsere

Freunde hatten sich getrennt, sodass nur noch der Mann uns begleitete.

Die Bedienung kam an den Tisch, begrüßte unseren Freund mit: »Und? Heute ohne Frau?«, und mich mit: »Und du kriegst wieder ein Pils mit Mineralwasser?«

Bis auf den heutigen Tag bin ich der festen Überzeugung, dass es sich bei der Bedienung um einen Androiden gehandelt hat. Kein Mensch kann ein so unglaublich gutes Gedächtnis haben.

Am anderen Ende des Spektrums liegt die Bedienung in einem Lokal an unserem Wohnort. Mein Mann bestellt sich gern stets die gleiche Vorspeise mit Knoblauchsauce. Praktisch jede Woche. Seit mindestens zehn Jahren. Gut, vielleicht neigt er etwas dazu, an Vertrautem festzuhalten, aber da wir schon lange verheiratet sind, finde ich das andererseits gar nicht so schlecht.

Jedenfalls fragt der Kellner jede Woche, die der Herrgott werden lässt: »Und, welche Sauce?« Wenn er auf Nummer sicher gehen wollte, könnte er natürlich auch einfach nachfragen: »Wie immer mit Knoblauchsauce?« Aber die Wahrheit scheint zu sein, dass er sich schlicht und einfach nichts merken kann.

Das Gedächtnis von Psychotherapeuten ist so gut oder so schlecht wie das von Menschen, die in der Gastronomie arbeiten. Vieles müssen wir aufschreiben, um es nicht zu vergessen. *Nach* den Sitzungen! Allenfalls mit Ausnahme der allerersten Stunden oder in ganz besonderen Situationen sollte der Therapeut Ihnen nicht mit einem Block in der Hand gegenübersitzen, sonst ist er nicht besser als ein Arzt, der mit seinem PC statt mit Ihnen redet.

Natürlich können wir uns nicht alles merken. Das müssen wir auch nicht. Der Patient ist der Spezialist für sich selbst. Zwar gibt es Patienten, die es übelnehmen, dass man sich nicht gemerkt hat, wie der preisgekrönte Dackel ihrer Tante heißt. Allerdings ist es wirklich nicht die Aufgabe des Therapeuten, sich so etwas merken zu müssen. Er muss sich nichts merken, was der Patient sowieso besser weiß. Seine Aufgabe ist es, die Dinge in Erinnerung zu behalten, die dem Patienten nicht so wichtig erscheinen, wie ein Ausspruch eben jener Tante, der ihn einmal sehr gekränkt hat.

Ebenso, wie es am Anfang mitunter schwer sein mag, in die Gänge zu kommen, kann es am Ende der Sitzung schwierig sein, sie zu beenden. Nun ist der Patient in Fahrt und könnte noch stundenlang berichten. Und vielleicht fragt er sich, ob es an ihm ist, die ganze Zeit auf die Uhr zu gucken, oder ob der Therapeut die Sitzung beendet. Glasklare Antwort: Die Aufgabe, die Stunde pünktlich zu beenden, liegt in der Verantwortung des Therapeuten.

Eines der Dinge, die wir den Psychotherapeuten in unseren Ausbildungsgruppen immer wieder streng eingebläut haben, war: *Du musst die Sitzung pünktlich beenden.* Therapeuten, die das nicht tun, stammen nicht aus unserer Schule.

Patienten sind unterschiedlich gestrickt. Nicht jedem passt es, wenn pünktlich nach fünfzig Minuten der Hammer fällt. Für diese Patienten ist das vielleicht sogar der Beweis dafür, dass der Therapeut gar nicht wirklich Interesse an ihnen hat, sondern dass dieses Interesse rein professioneller Natur ist.

Aber Psychotherapie ist etwas anderes als Kaffeetrinken mit der besten Freundin oder mit Tante Ilse, die sagt: »Ach bleib doch noch ein bisschen, es ist doch gerade so gemütlich.« Psychotherapie ist nicht gemütlich. Es ist gemeinsame Arbeit. Deshalb gibt es normalerweise beim Psychotherapeuten auch kein Tässchen Kaffee oder Tee. Sich intensiv auf etwas zu konzentrieren und dabei feines Porzellan zu balancieren schließt sich gegenseitig aus. Selbst ein talentierter Tellerjongleur ist nicht in der Lage, von seiner Kindheit oder auch nur von dem Problem mit seinem vorzeitigen Samenerguss zu berichten, während er sich bemüht, nichts zu Bruch gehen zu lassen. Bleiben wir also dabei: Psychotherapie und Töpferwaren passen nicht gut zusammen.

Für ein pünktliches Beenden der Stunde gibt es viele gute Gründe. Keiner dieser Gründe hat etwas damit zu tun, dass der Therapeut kein Interesse an Ihnen hat. Im Gegenteil. Zum einen geht es schlicht und einfach um Grenzen. Wie ein gutes Elternteil muss auch der Therapeut Grenzen setzen, um sich selbst zu schützen. Wenn er seine Arbeit richtig gemacht hat, braucht er nach fünfzig Minuten ein paar Augenblicke des Verschnaufens, bevor der Nächste kommt. Er muss sich Notizen machen, muss sich auf den nächsten Patienten vorbereiten, vielleicht ein paar Schlucke Tee trinken, vielleicht aufs Klo gehen. Höchstwahrscheinlich sogar alles zusammen. Und das innerhalb von zehn Minuten.

Wenn er auch nach etlichen Jahren Berufstätigkeit noch Spaß an seinem Job haben und nicht ausgebrannt sein will, muss er für sich sorgen. Außerdem wird der Therapeut irgendwann sauer auf den Patienten, wenn er immer wieder zulässt, dass über seine Grenzen gegangen wird. Und Therapeutenwut hat in der Therapie nichts zu suchen.

Jeder Mensch, ob klein oder groß, will tun dürfen, was auch immer ihm in den Sinn kommt. Zugleich möchte er aber das Gefühl haben, dass es anderen nicht gleichgültig ist, was er tut. Genauso ist es in der Psychotherapie. Wie soll der Therapeut mit dem fertig werden, was dem Patienten beängstigend und unüberwindlich groß scheint, wenn er nicht einmal mit *ihm* fertig wird? Und wie soll er ihm helfen, sich besser vor Überforderung zu schützen, wenn er es selbst nicht fertigbringt?

Manchmal braucht man ein bisschen Zeit, um warmzulaufen, und wichtige Dinge fallen einem erst kurz vor Ende der Sitzung ein, werden Sie einwenden.

In unseren Ausbildungsgruppen hatten wir nicht immer nur brave und folgsame Kollegen sitzen. Manche verstießen auch gegen unsere Empfehlungen und beichteten uns später, sie seien tatsächlich davon ausgegangen, manche Patienten bräuchten nun mal etwas länger, um in Gang zu kommen. Und sie hätten diesen Patienten Doppelstunden gegeben.

Gut, die Kollegen waren noch in der Ausbildung und konnten sich solche Experimente leisten. Später geht das nicht mehr. Doppelstunden zahlt die Kasse nicht, mit wenigen Ausnahmen. Basta. Die Kollegen mussten die Erfahrung machen, dass die Patienten dann eben erst kurz vor Ablauf der doppelten Zeit auf die wichtigen Sachen zu sprechen kamen.

Ich nehme an, das Phänomen des Spät-in-die-Gänge-kommenden-Patienten ist eine Mischung des kindlichen »Noch einen Keks, noch eine Geschichte«, mit dem Kinder verhindern wollen, ins Bett zu müssen (oder im Fall der Patienten, die Praxis verlassen zu müssen), und einer unbewussten Angst vor dem, was eigentlich dringend angegangen werden müsste. Dann muss der Therapeut diese Angst des Patienten ansprechen, anstatt zu versuchen, ihn dadurch auszutricksen, dass er die Stunden verlängert. Sonst wird das nur dazu führen, dass während der Stunden bald gar nichts mehr passiert.

Wer dem Patienten den Eindruck vermittelt, ihm stehe unbegrenzt Zeit zur Verfügung, belügt ihn. Die Anzahl der Stunden, die von der Kasse bezahlt werden, ist begrenzt. Lebenszeit ist begrenzt. Ein Patient, der regelmäßig kurz vor dem Ende der Stunde in Tränen ausbricht, sorgt nicht gut für sich. Ich kann ihm nicht beibringen, das zu tun, indem ich die Sitzungen verlängere. Im Gegenteil: Ich nehme ihm die Möglichkeit, zu wachsen, wenn ich ihm die Verantwortung für sich abnehme.

Hilfe, der Patient verändert sich!

Stellen wir uns eine Therapie vor, die schon geraume Zeit läuft. Der Patient geht regelmäßig zu den Sitzungen, er ist zufrieden, und er stellt fest: Es tut sich was.

Spätestens jetzt wird sich ihm die Frage stellen: Soll ich zu Hause erzählen, was in der Psychotherapie passiert?

Natürlich ist der Partner erst einmal misstrauisch – vor allem, wenn er den Verdacht hat, dass es in der Therapie auch um Partnerschaftskonflikte geht. Man muss schon ein extrem gefestigter Mensch sein, um in einer solchen Situation nicht misstrauisch zu sein. Die wenigsten werden über genug Gelassenheit verfügen, um sagen zu können: Mach du mal, auch wenn ich keine Ahnung habe, wohin du dich entwickeln wirst. Hauptsache, es tut dir gut.

Da taucht eher der Gedanke auf: Meine Frau redet mit einem wildfremden Menschen über uns! Über mich! Vergessen wir an dieser Stelle nicht, was ich bereits anfangs angesprochen habe: Viele Menschen stehen der ganzen Psychotherapiegeschichte und ihren Vertretern eher misstrauisch gegenüber. Somit natürlich auch die Angehörigen der Patienten.

Ganz gleich, ob die Patienten mit strahlenden Augen nach Hause kommen, um ihre neu gewonnenen Erkenntnisse sofort an den Mann zu bringen, oder ob sie das, was ich gesagt habe, als Munition im häuslichen Streit verwenden (»Meine Therapeutin hat auch gemeint …«), all das wird den Partner in seinem Misstrauen eher bestärken. Dieses Misstrauen wird den Patienten, der spürt, dass die Therapie ihm guttut, wiederum kränken – und schon haben die beiden wunderbare neue Anlässe, sich zu fetzen.

Es ist besser, wenn Sie erst einmal für sich behalten, was in der Therapie geschieht, glauben Sie mir. In einer guten, vertrauensvollen Partnerschaft werden Sie früher oder später sowieso darüber sprechen. Und in einer anderen tun Sie sich damit keinen Gefallen. Wer der Meinung war, Sie hätten sich Ihre Depression nur eingeredet, wird auch davon überzeugt sein, Sie reden sich nur ein, dass es Ihnen jetzt besser geht.

Was die Sache zusätzlich schwierig macht, ist die Tatsache, dass der Partner mit seinem Misstrauen ja oft nicht völlig unrecht hat. Auch der Therapeut kann nicht vorhersagen, welche Partnerschaft und welche Freundschaft seiner Patienten die

Behandlung überstehen wird und welche nicht. Stellt sich im Verlauf der Behandlung für den Patienten heraus, dass die Beziehung eine wesentliche Ursache seiner Beschwerden ist, oder Freundschaften ihm zu schaffen machen, in denen er stets mehr gibt als nimmt, oder despotische Eltern, die ihm noch immer Vorschriften machen oder von denen er sich verletzen lässt, so kann es durchaus passieren, dass er sich in diesen Beziehungen endlich einmal auf die Hinterbeine stellt oder sie sogar beendet.

Und der Therapeut muss dann damit leben, dass Menschen herumlaufen, die der festen Überzeugung sind, er hätte das der vorher doch so pflegeleichten Ehefrau, der pflegeleichten Freundin, der pflegeleichten Tochter eingeredet. Schließlich ist es leichter, mit der Vorstellung zu leben, der böse Psychotherapeut habe der Ehefrau das Gehirn gewaschen, als sich eine Mitschuld am Scheitern der Beziehung einzugestehen.

So wenig ich davon halte, alles, was in der Therapie besprochen wurde, zu Hause zu erzählen, so wenig halte ich von einer Generalabrechnung mit den Eltern.

Natürlich kommt im Therapieverlauf einiges auf den Tisch, was früher einmal schiefgelaufen ist. Bei Psychoanalytikern und Tiefenpsychologen gern auch aus der Zeit, als die Eltern noch für das Wohlergehen der Patienten verantwortlich waren. Einige Patienten haben dann den Wunsch, mit ihren Eltern darüber zu sprechen. Meist ist das keine gute Idee, aus mehreren Gründen.

Wir arbeiten mit erwachsenen Patienten. Was damals vorgefallen ist, liegt mindestens ein Jahrzehnt, manchmal aber auch sechzig Jahre und länger zurück. Möchten Sie sich für etwas rechtfertigen müssen, was Sie vor Jahrzehnten getan haben? Und genau das ist es, was Sie in der Regel bekommen werden: eine Rechtfertigung.

Die Eltern, die sich fragen, ob sie denn alles richtig gemacht haben, waren vermutlich schon immer recht offen auch für Zweifel und haben wahrscheinlich nicht sehr viel verkehrt gemacht. Mit solchen Eltern ist eine Generalabrechnung sowieso nicht nötig.

Ich sagte anfangs bereits, dass alle Patienten eines gemeinsam haben: unreife Eltern. Die meisten unreifen Eltern bleiben unreif und sind es auch mit fünfzig oder mit neunzig Jahren noch.

Was viele Menschen sich von Herzen wünschen, ist, dass ihre Eltern ein einziges Mal anerkennen, dass etwas, was sie ihrem Kind früher angetan oder zugemutet haben, nicht gut war. Dies tun zu können, setzt jedoch die Fähigkeiten eines reifen Menschen voraus, Verantwortung für sich und andere übernehmen zu können. Wer das nicht kann, wer selbst innerlich noch Kind ist, wird eher Verständnis für sein eigenes Handeln fordern, wird sich rechtfertigen und vielleicht anfangen zu weinen, wütend oder verletzend werden. Es gibt unreife Eltern, die ihren Kindern vorwerfen, selbst schuld daran zu sein, dass sie früher sexuell missbraucht wurden. Mit anderen Worten: Bei den Eltern, bei denen Verständnis früher nicht zu finden war, wird es meist auch später nicht zu finden sein. Vielmehr wird der Versuch häufig nur zu neuen Verletzungen führen. Das müssen Sie weder sich noch Ihren Eltern antun, die sich schließlich auch nicht ausgesucht haben, so zu sein, wie sie sind.

Der richtige Rahmen, sich mit den Eltern auseinandersetzen, ist deshalb die Psychotherapie. Hier kann man sich noch
einmal ansehen, was geschehen ist. Einer der Aspekte, die diesen Rückblick zu einer heilsamen Erfahrung machen, ist die
Tatsache, dass man dieses Mal damit nicht alleingelassen wird.

Auch hierzu werfen wir wieder einen kleinen Blick durchs
Schlüsselloch einer psychotherapeutischen Praxis.

Dieses Mal handelt es sich um einen Patienten, bei dem der
Hausarzt ein Burnout diagnostiziert und ihm einen Kurklinik-
aufenthalt empfohlen hatte. Dort hatte er unter anderem auch
regelmäßige Gespräche mit einer Psychotherapeutin, die dem
Patienten riet, die Behandlung bei einem ihrer Kollegen in seinem Heimatort fortzusetzen.

Und da sitzt er nun. Doch, ja, die Gespräche in der Klinik
hätten ihm schon gutgetan, meint er. Dennoch ist ihm anzumerken: So ganz ist er noch nicht davon überzeugt, was eine
Psychotherapie ihm bringen soll. Schnell kommt die Rede auf
das, was ihn am meisten belastet. Es ist das Verhalten seines
Chefs, das so an ihm nagt. Absolut unfähig zur Personalfüh-
rung ist der, und dafür hat der Patient tausend Beispiele. Darüber könnte er sich immer wieder aufregen, auch wenn Kollegen oder die Ehefrau ständig raten, man solle den ollen Stinker
doch nicht so ernst nehmen.

Die Psychotherapeutin in der Klinik kam in dem Zusammenhang auch auf den Vater des Patienten zu sprechen. Gutmütig, wie er ist, hat er sich darauf eingelassen. Er weiß ja, dass
viele Psychotherapeuten in dieser Beziehung eine gewisse, für
ihn nicht ganz nachvollziehbare Vorliebe haben.

Möglicherweise beendet dieser Patient irgendwann die Behandlung und hat noch immer nicht begriffen, wofür die Stunden, in denen man über Papa gesprochen hat, gut gewesen sein sollen. Aber seine Psyche hat es verstanden.

Die Beschäftigung mit den frühen Erlebnissen hat den Sinn, ihr beizubringen, alte und neue Konflikte auseinanderzuhalten. Zu Beginn ist das alles ein furchtbarer Mischmasch, was es dem Patienten so schwermacht, eine Lösung zu finden. Dass er das nicht kann, weil mit dem aktuellen Konflikt untrennbar ein alter verbunden ist – auf die Idee wäre er nie gekommen. Zumal er felsenfest davon überzeugt ist, eine stinknormale Kindheit gehabt zu haben, die weit, weit hinter ihm liegt.

Er kann sich nicht erklären, warum manches ihn so viel mehr aufregt als andere Menschen, ihm mehr zu schaffen macht, ihn trauriger oder wütender macht. Dennoch führen diese Tatsachen dazu, dass er sich möglicherweise am Arbeitsplatz oder auch in der Partnerschaft nicht so verhält, wie es ihm dienlich wäre. Wenn er sich die lebensgeschichtlichen Ursachen noch einmal ansieht, die dem zugrunde liegen, ermöglicht das der Psyche, in den entsprechenden Situationen den alten Anteil sozusagen zu subtrahieren. Manchmal geschieht das bewusst, meist jedoch unbewusst.

Der Therapeut lenkt die Aufmerksamkeit des Patienten auf die alten Wunden, die noch einmal geöffnet werden und jetzt besser heilen können. Der Patient kann erkennen, dass er sich von seinem Vater nie anerkannt gefühlt hat. Und – was vielleicht noch wichtiger ist – er kann begreifen, dass das absolut nichts mit ihm zu tun hatte, sondern mit der eigenen Geschichte des Vaters. Und dass er, der Patient, nicht schuld ist. Und auch nicht unfähig.

Wenn in Zukunft der Chef wieder einmal Verhaltensweisen an den Tag legt, die im Kellergeschoss stets Papa-Alarm ausgelöst haben, wird das Unbewusste nun heimlich und unbemerkt den Teil abziehen, der mit dem Vater zu tun hat. Der Patient fühlt sich nicht mehr ganz so gekränkt, wenn der Chef schlechte Laune hat. Weil der Teil erledigt ist, der dazu führte, dass der Patient sich dann ganz klein und wie ein beschämter Bub fühlte. Er wird den Chef nicht mehr mit unbewussten Wünschen nach Anerkennung überfrachten, sondern ihn als das sehen, was er ist: ein häufig schlecht gelaunter Mensch, der unfähig ist zu loben und der – wie viele Chefs – mit seiner Position heillos überfordert ist.

Der Patient kann beschließen, damit zu leben, oder seine Konsequenzen daraus ziehen. Vielleicht kann er auch endlich kündigen, anstatt erstarrt wie ein Kaninchen vor der Schlange darauf zu hoffen, dass der Chef endlich fertigbringt, wozu der Vater nicht fähig war. Er wird sich immer noch aufregen über den Chef. Aber auch nicht mehr als die Kollegen.

Manche Patienten glauben, schon genau zu wissen, wo bei ihnen das Problem liegt. Sie schaffen es bloß nicht, es zu lösen. Sich von einem Partner zu trennen, mit dem es ihnen nicht gutgeht. Sich, obwohl sie erwachsen sind, nicht mehr alles von ihren Eltern gefallen zu lassen. Ihr Kind nicht ständig anzuschreien.

Ich weiß doch ganz genau, was ich ändern müsste, sagen sie. *Warum bin ich zu doof, es umzusetzen?*

Dass das nicht so einfach geht, ist kein Zeichen für Dummheit, sondern eher dafür, wie schlau die Psyche ist. Wie ein störrischer Esel bleibt sie stehen, anstatt zu tun, was man von ihr erwartet. Sie möchte darauf hinweisen, dass da noch etwas Unbewusstes ist, das erst verstanden werden will. Hier wird es darum gehen, mit dem Patienten zusammen in den besagten Keller hinabzusteigen und nachzusehen, ob dort etwas verborgen ist, das ihn daran hindert, zu tun, was er doch eigentlich als das Richtige und fürs Wohlbefinden Gedeihliche erkannt hat.

Häufig jedoch kommen Patienten mit Symptomen, die erst einmal gar keinen Aufschluss darüber geben, welche Ursache sie haben. Schwierig wird es unter Umständen, wenn diese Menschen glauben, sie wüssten genau, was ihnen fehlt, ihr Problem in Wahrheit aber ein völlig anderes ist.

Schauen wir uns ein Stückchen einer Sitzung mit einer solchen Patientin an. Sie weiß, was ihr das Leben schwermacht. Es ist die Tatsache, dass sie sich nicht durchsetzen kann. Es gelingt ihr einfach nicht, sich Gehör zu verschaffen, wahrscheinlich, weil es ihr an Selbstbewusstsein mangelt.

Kein Problem, das müsste zu schaffen sein, denkt der Therapeut, schließlich hat er Menschen mit ähnlichen Problemen jeden Tag in seiner Praxis. Die ganze Sitzung lang berichtet die Patientin von Situationen, in denen sie mit Menschen in Auseinandersetzungen gerät, mit Freundinnen, mit der Chefin, und wo es ihr nie gelingt, ihre Interessen so zu vertreten, dass sie hinterher zufrieden ist. Der Therapeut fragt nach, geht freundlich auf sie ein und bemerkt gleichzeitig, dass er sich zunehmend unwohl fühlt. Er kann das Gefühl nicht benennen. Er spürt nur, dass es ihm nicht gelingt, zum Kern des Problems vorzudringen, was sicher auch daran liegt, dass die Patientin auf die meisten seiner Äußerungen nicht zustimmend, sondern kritisch reagiert und manchmal auch ablehnend das Gesicht verzieht. Er überlegt, ob er der richtige Therapeut für diese Patientin ist. Das geht so bis zum Ende der Stunde.

Naja, wir haben ja noch die Probesitzungen, denkt sich der Therapeut. *Vielleicht komme ich da ein Stück weiter. Und wenn nicht, kann ich mich immer noch gegen eine Zusammenarbeit entscheiden.* Er schlägt einen neuen Termin vor. »Also, das sage ich Ihnen gleich«, erklärt die Patientin, »bei mir ist es *sehr* schwierig mit Terminen. Ich kann immer nur dienstags um siebzehn Uhr.«

Dass sie kurzfristig abgesagte Termine selbst bezahlen soll, fände sie auch nicht richtig, schließlich könne sie nichts dafür, wenn der Chef ihr unerwartet Arbeit aufbrumme. Beim Hinausgehen deutet sie noch auf einen Blumenstrauß, der im Regal steht, und meint, sie fände Plastikblumen abscheulich und wundere sich darüber, dass so etwas in einer psychotherapeutischen Praxis stehe. »Ich dachte, hier geht es darum, dass man lebendiger wird«, sagt sie. Da passe etwas Totes doch nun gar nicht dazu. Der Therapeut behält lieber für sich, dass es sich um das Abschiedsgeschenk einer Patientin handelt, das auch nicht so ganz seinen Geschmack getroffen hat, und begleitet die Patientin zur Tür.

Nachdem sie gegangen ist, muss er erst einmal seine Gefühle und Gedanken sortieren. Was der Patientin fehlt, ist ihm immer noch nicht klar. Aber eins hat er verstanden: Wenn es ihr an etwas gar nicht gebricht, dann ist es Durchsetzungsvermögen. Ebenso wenig an Selbstbewusstsein.

Im richtigen Leben, dem Leben draußen vor der Praxistür, würde man so jemandem künftig aus dem Weg gehen oder man würde ihm gehörig die Meinung geigen. Psychotherapie ist anders. Die Patientin ist gekommen, weil sie leidet. Das, was sie ursprünglich angegeben hat, scheint so nicht zu stimmen, auch wenn sie selbst fest daran glaubt. Kein Grund, die Therapie abzubrechen.

Ein Arzt, der einen Patienten mit heftigen Bauchschmerzen hat, würde ihn auch nicht nach Hause schicken, wenn der ihm erzählt, wahrscheinlich habe er einen Blinddarmdurchbruch. Selbst wenn der Arzt bei der Untersuchung feststellt, dass der Blinddarm friedlich schlummernd im Bauchraum liegt und keinen Mucks von sich gibt. Er würde versuchen herauszufinden, was bei dem Patienten tatsächlich los ist, und sich nicht auf dessen Selbstdiagnose verlassen.

Und ebenso, wie der Arzt wissen möchte, was dem Patienten fehlt, ist auch bei unserem Therapeuten das Interesse an der Patientin wieder erwacht. Die Behandlung wird bestimmt nicht ganz leicht werden, aber nun will er wissen, was hinter dem offenbar falschen Selbstbild der Patientin steckt. Eventuell wird er die Diagnose stellen, dass die Patientin nicht etwa darunter leidet, dass sie sich nicht durchsetzen kann, sondern dass sie dies vielmehr in so extremem Maße tut, dass ihre Mitmenschen darauf mit Gegenwehr reagieren. Dass sie selbst die Ursache dessen ist, nimmt sie nicht wahr, sie spürt nur, dass sie in vielen Beziehungen auf Granit beißt. Da sie den Grund zu kennen glaubt, kontert sie, indem sie aufs Gas tritt, statt einen Gang zurückzuschalten. Dass genau das ihr Problem ist, kann sie nicht sehen.

Dann müsste der Therapeut ihr dabei helfen, sich von der Vorstellung zu verabschieden, sie sei klein und schwach und könne sich gegen die anderen Erdenbewohner nicht durchsetzen, weil die größer und stärker sind. Dabei liegt der Gewinn für die Patientin unmittelbar auf der Hand: Das, von dem sie dachte, sie müsse es erst mühsam erwerben, steht ihr schon längst zur Verfügung. Sie bringt sich lediglich dadurch in Schwierigkeiten, dass sie meint, sie müsse immer noch mehr davon erwerben. Die therapeutische Arbeit besteht darin, herauszufinden, wie es passieren konnte, dass die innere Uhr der Patientin so grauenvoll nachgeht und dass das Bild, das sie von sich selbst hat, hoffnungslos veraltet ist. Falls es überhaupt jemals gestimmt hat.

Patienten haben oft die Fantasie, der Therapeut würde sich eine Menge Gedanken über sie machen, die er allerdings für sich behält. Und natürlich seien das ganz strenge, kritische Gedanken.

Es trifft zu, dass der Therapeut den Patienten sachlich betrachtet. Wenn er nur sagen würde: »Sie sind genau richtig, wie Sie sind, machen Sie weiter so«, hätte der sich den Weg sparen können. Er denkt sich tatsächlich eine Menge über ihn, aber er wird das Ergebnis seiner Überlegungen nicht für sich behalten. Warum auch? Die Gedanken, die ihm kommen, wenn er seinem Patienten aufmerksam zuhört, haben mit dessen Problemen zu tun, und es ist seine Aufgabe, sie so zur Verfügung zu stellen, dass sie ihm auch weiterhelfen.

Wenn der Patient allerdings erwartet, dass er sie ihm um die Ohren haut, wird er enttäuscht werden. Psychotherapeuten müssen den Balanceakt beherrschen, jemandem glasklar die Wahrheit zu sagen und dies dennoch so zu tun, dass der Patient etwas damit anfangen kann, anstatt sofort die Schotten dicht zu machen, weil er sich angegriffen fühlt.

Auf einen Angriff mit Schutzmaßnahmen zu reagieren ist ein gesunder Reflex. Wenn ein Insekt auf uns zugeflogen kommt, schließen wir die Augen, um sie zu schützen. Vernünftige Sache. Wenn Kritik auf uns zugeflogen kommt, verbarrikadieren wir in der Regel die Psyche. Allenfalls schauen wir durch eine kleine Schießscharte nach draußen und beäugen argwöhnisch die Kritik, die der andere wie stinkenden Unrat vor unserer Tür abgeladen hat. Möglicherweise stellen wir fest, dass wir ein wenig von dem Unrat an unseren Schuhen mit hereingebracht haben, was nicht sehr angenehm ist. Vielleicht sagen wir uns in den nächsten Tagen häufiger, dass der andere einfach blöd ist, und finden tausend Gründe, warum er unrecht hat. Das heißt, wir putzen eine Zeit lang unser Seelenhäuschen etwas gründlicher, um die letzten Spuren des Unrats zu beseitigen. Möglicherweise stellen wir aber auch fest, dass ein Mensch, den wir sonst eigentlich als wohlwollend kennengelernt haben, die unangenehme Hinterlassenschaft deponiert hat, und wir machen uns seufzend daran herauszufinden, ob unter all dem Müll vielleicht doch etwas verborgen ist, das uns nützlich sein könnte.

Auf diese Verteidigungsmaßnahmen der Psyche, die der Psychoanalytiker *Widerstand* nennt, stößt der Therapeut häufig. Da sie, wie gesagt, grundsätzlich ein gesunder Mechanismus sind (der bei manchen psychischen Erkrankungen mehr oder weniger außer Kraft gesetzt ist), wird der Therapeut sie respektieren. Da es andererseits aber auch darum geht, dass der Patient in einer von vornherein begrenzten Zeit etwas mehr versteht, ist es gleichzeitig seine Aufgabe, ihm nahezubringen, was er anders sieht als der Patient. Und das möglichst auf eine Art zu tun, dass er selbst vom heruntersausenden Fallgitter nicht verletzt wird. Dass das nicht immer gelingt, gehört zum Berufsrisiko des Therapeuten und hängt – Sie ahnen es schon – wieder einmal mit dem Unbewussten zusammen. Das verängstigte kleine Kerlchen, das da unten im Keller sitzt, kriegt manchmal nicht allzu viel mit von dem, was draußen vor sich geht. Durch die dicken Mauern verzerrt sich vielleicht die an sich wohlwollende Stimme des Therapeuten in etwas Bedrohliches, wahrscheinlich in etwas, das man gut zu kennen glaubt. Und schon wird voller Panik der Befehl gegeben, dem vermeintlichen Angreifer die Tür vor der Nase zuzuknallen.

Es bedarf in einer solchen Situation viel therapeutischer Erfahrung und Feingefühl, damit der Patient genug Vertrauen entwickelt, um sich mit einem Teil seines Selbst auseinanderzusetzen, der vielleicht nicht ganz so erfreulich anzuschauen ist. Aber das haben wir Therapeuten schließlich gelernt.

Was ein Therapeut darf – und was nicht

Das ist ja ein Ding. Sie gehen in einen Gemüseladen, wollen eine Ananas und müssen hinterher feststellen, dass der Verkäufer Ihnen fünf Kiwis eingepackt hat.

Genauso irritierend mag es wirken, wenn der Therapeut den Auftrag, mit dem Sie zu ihm kommen, eventuell gar nicht annimmt, sondern sich seinen eigenen zurechtbastelt.

Andererseits – gibt es das nicht in jedem Beruf, in dem Leute arbeiten, die ihren Job ernst nehmen? Wenn Sie eine Frisur in der Zeitschrift gesehen haben und damit zu Ihrem Friseur gehen, ist es ja vielleicht auch nicht das Allerbeste, wenn er Ihnen den Paris-Hilton-Schnitt zaubert, den Sie *unbedingt* haben müssen. Nicht, wenn Sie hinterher feststellen, dass Sie damit aussehen wie Cindy aus Marzahn mit einer Paris-Hilton-Perücke. Vielleicht wäre es doch besser gewesen, der Friseur hätte Ihnen zu einer anderen Frisur geraten, die besser zu Ihrer Gesichtsform und Ihrer Haarstruktur passt.

Wie ein guter Friseur fangen wir nicht einfach an zu schneiden bzw. die Extensions anzulöten (für Männer: das sind Haarverlängerungen), sondern wir besprechen die neue Marschrichtung mit Ihnen. Wir werden nicht versuchen, Sie irgendwohin zu manipulieren. Jeder Therapeut lernt in der Ausbildung, mit dem Patienten dahin zu gehen, wo es für ihn am besten ist, und nicht zu versuchen, jeden Patienten gottgleich nach seinem Bilde zu formen. Vielmehr ermutigt man den Patienten unter Umständen sogar dazu, Dinge zu tun, die für einen selbst die falsche Entscheidung wären.

Nehmen wir einen hypersportlichen Therapeuten, der morgens vor der ersten Therapiesitzung schon zwei Stunden lang durch die Pampa gejoggt ist. Wenn eine Patientin sich darüber beschwert, dass ihr Partner unbedingt möchte, dass sie morgens mit ihm vor dem Frühstück zwei Stunden durch die Pampa joggt, ist es mehr im Sinn ihrer seelischen Gesundheit, sie in dem zu unterstützen, was sie selbst will, statt zu sagen: »Dann sollten Sie das auch machen, das tut Ihnen bestimmt gut.«

Wir stochern nicht in den Weltanschauungen der Patienten herum. Zumindest dann nicht, wenn sie dem Patienten Halt geben. Der Patient darf religiös sein oder Atheist, homo- oder heterosexuell, Vegetarier oder Metzger, Sportskanone oder Couch-Potato, er darf jede Woche zur Wahrsagerin gehen oder als Naturwissenschaftler Derartiges streng als kompletten Humbug ablehnen. Wenn ein Psychotherapeut die Finger nicht von der Weltanschauung des Patienten lassen kann, zugleich aber weiß, dass dieser daran festhalten will, ist Psychotherapie unter Umständen nicht möglich.

Wenn ich Ihnen von Psychotherapie erzähle, klingt dabei natürlich durch, dass ich das für eine feine Sache halte. Aber ob sie das tatsächlich ist, wissen Sie deshalb noch lange nicht. Da kann ich Ihnen viel erzählen.

Also schauen wir mal, was die Statistiker dazu sagen: Der weitaus überwiegende Teil (die Zahlen schwanken je nach Untersuchung) der Patienten einer Psychotherapie berichtet über anhaltende Besserungen. Sie fühlen sich geheilt oder zumindest deutlich besser. Und zwar umso mehr, je belastender die Symptome zu Beginn der Behandlung waren.

In einer kürzlich veröffentlichten Untersuchung der Universität Leipzig wurden über tausend Personen befragt, die innerhalb der letzten sechs Jahre in psychotherapeutischer Behandlung gewesen waren. 84 Prozent ging es vorher nach eigenen Angaben »schlecht« oder »sehr schlecht«. 89 Prozent waren anschließend mit der Therapie »zufrieden« oder »sehr zufrieden«. Sie gaben außerdem an, die Behandlung habe sich nicht nur auf die Symptomatik positiv ausgewirkt, deretwegen sie ursprünglich Hilfe gesucht hatten, sondern auch auf weitere wichtige Lebensbereiche. Laut der Untersuchung eines Marktforschungsinstituts mögen 88 Prozent aller Bundesbürger Schokolade. Ich finde, da schneiden die Psychotherapeuten im Vergleich doch wirklich nicht schlecht ab. Und es gibt demnach keinen vernünftigen Grund, sich vor uns zu fürchten. Nicht mehr als vor einer Tafel Vollmilchschokolade jedenfalls.

In mehreren Untersuchungen wurde nachgewiesen, dass Psychotherapiepatienten seltener einen Arzt aufsuchen mussten, weniger Krankenhausaufenthalte hatten und dass sie seltener krankgeschrieben wurden. Dieser Effekt hielt auch Jahre nach Beendigung der Therapie noch an.

Dachten Sie, die Krankenkassen übernehmen die Kosten für Psychotherapie lediglich, weil sie so ein gutes Herz haben? Nee, die können rechnen.

Gut, ob eine Psychotherapie wirkt, können Sie letzten Endes erst feststellen, wenn es bei Ihnen einmal so weit sein sollte. Aber – woran merkt man eigentlich, dass sie erfolgreich ist?

Vielleicht merkt man es gar nicht. Wir haben schon Patienten gehabt, die sich am Ende der Behandlung beschwert haben, dass das Ganze ja gar nichts gebracht habe. Wenn man sie dann fragt, wo denn die Symptome geblieben seien, mit denen sie sich ursprünglich herumgeplagt hatten, antworten sie im Brustton der Überzeugung, die seien zwar weg, aber mit der Behandlung habe das *bestimmt* nichts zu tun.

Der Irrtum besteht darin, dass viele glauben, die Veränderung müsse über das Bewusstsein laufen, was sie aber oft nicht tut. Für mich besteht der Erfolg einer Psychotherapie nicht in einer Verhaltensänderung, sondern in der Voraussetzung dafür. Sie besteht darin, automatisierte Verhaltens- und Denkschemata aufzubrechen, eigene Vorstellungen zu hinterfragen. Dabei geht es nicht unbedingt um die großen, spektakulären Lebensentscheidungen. Es kann darum gehen, das Grinsen eines Menschen nicht zu erwidern, dessen dämliche Sprüche dem Patienten schon seit zehn Jahren auf die Nerven gehen. Oder ins Theater zu gehen, weil er schon immer einmal ins Theater gehen wollte, obwohl das in seinem Bekanntenkreis keiner tut. Oder dazu zu stehen, dass er gern »Deutschland sucht den Superstar« sieht, auch wenn alle seine Bekannten Arte bei ihrer Fernbedienung auf der Eins liegen haben.

Das heißt, die Therapie ist dann erfolgreich, wenn die Symptome sich gebessert haben. Wenn der Patient spüren kann, was ihm guttut, weil er wieder Vertrauen zu seinen Instinkten gewonnen hat.

In einem Lehrbuch für Psychotherapie habe ich vor vielen Jahren einmal gelesen, dass eine Psychotherapie dann beendet ist, wenn der Patient zu sich selbst die Beziehung einnehmen kann, die ihm zuvor der Therapeut angeboten hat. Sprich, wenn er gelernt hat, nicht auf jede gesunde Äußerung von sich selbst so lange mit dem Vorschlaghammer draufzuhauen, bis sie wieder verschwunden ist.

Mitunter kommen Menschen, die bereits einmal bei mir in Behandlung waren, nach einigen Jahren noch einmal. Beim zweiten Mal warten sie in der Regel nicht so lange mit dem Anruf, weil die Hemmschwelle für sie einfach nicht mehr so hoch ist. Was uns zu der immer mal wieder geäußerten Befürchtung bringt, ob man von einer Psychotherapie oder von einem Psychotherapeuten auch abhängig werden kann.

Wie Sie inzwischen ja wissen, kann eine Therapie viel Zeit in Anspruch nehmen. Unter Umständen kann sie über Jahre gehen und für den Patienten sehr wichtig sein. Von außen betrachtet, vor allem, wenn man der ganzen Psychotherapiegeschichte misstrauisch gegenübersteht, kann das so aussehen, als sei da jemand von etwas abhängig geworden. Sie wissen jetzt aber auch schon, dass es das Bestreben des Psychotherapeuten sein muss, den Patienten zu heilen, das heißt, ihn wieder in ein Leben ohne seine Begleitung zurückzuschicken. Nicht jedem Patienten erscheint das als verlockende Vorstellung. Jemanden zu haben, der einem immer geduldig zuhört – wo findet man so etwas schon? Natürlich ist es dennoch die Aufgabe des Therapeuten, mit dem Patienten zunächst gemeinsam zu bedauern, wie wenig es davon bisher in dessen Leben gegeben hat.

Dieser Schritt ist wichtig. Der Patient will erst einmal gehört werden mit dem, was ihm zugestoßen ist oder was er vermisst, vielleicht zum ersten Mal in seinem Leben. Diese Phase kann unterschiedlich lang dauern. Erst danach kann der Patient den Blick auf das Hier und Jetzt richten, wie es so schön heißt, sich von den Schatten der Vergangenheit lösen und in die Gegenwart kommen. In dieser Zeit kann die Therapie für den Patienten eine wichtige Rolle spielen. Und damit auch der Therapeut oder die Therapeutin.

Was uns gleich zu unserem nächsten Thema bringt. Einem Thema, das in beinahe jedem Film, in dem ein Psychotherapeut vorkommt, durchgenudelt wird. Es geht um die Frage, ob Patienten sich manchmal in den Therapeuten verlieben.

Ich würde es eher so formulieren: Sie glauben, dass sie es tun.

Auch das ist eigentlich eine ganz gesunde Sache. Da ist jemand, der möglicherweise netter zu ihnen ist, als jemals jemand zuvor es war. Einem solchen Menschen gegenüber positive Gefühle zu entwickeln, ist das Normalste und Gesündeste der Welt. Genug Patienten haben sich in ihrem Leben wiederholt in jemanden verliebt, der ihnen nicht gutgetan hat. Es ist ein Zeichen der Gesundung, endlich einmal jemanden nett zu finden, der freundlich zu einem ist, der einen weder betrügt noch vergewaltigt noch krankenhausreif schlägt oder auch nur pausenlos abwertet.

Positive Gefühle einer anderen Person gegenüber kann man sein Leben lang haben. Ich fand zum Beispiel eine meiner Erzieherinnen im Kindergarten ganz toll, weil ihre Hände immer nach den Apfelsinen dufteten, die sie für die Kinder geschält hat. Ab der Pubertät nennt man so ein positives Gefühl gern auch Verliebtsein. Vorher nennen nur andere Leute das so, zum Beispiel doofe Klassenkameraden, die meinen, der Welt verkünden zu müssen: »Die Lena ist in den Mirco verlie-hiehiebt!«

In der Psychotherapie kommen bisweilen sehr, sehr alte Gefühle hoch. Und diese alten Gefühle sind meist ganz besonders heftig. Weil sie umso heftiger sind, je kleiner man ist. Wenn Sie das nicht glauben, vergegenwärtigen Sie sich den

Unterschied zwischen einem erwachsenen Menschen, der sagt: »Schatz, ich hab Hunger. Wann gibt's Essen?« und einem schreienden Säugling.

Positive Gefühle, die in einer Psychotherapie entstehen, können mitunter eine frühkindliche Wucht entfalten. Dieser Zustand kann ein nüchternes Analysieren ausschließen, das vielleicht die Erkenntnis zutage fördern würde: Mensch, ist das schön, dass mal jemand so nett zu mir ist. Hab ich viel zu selten gehabt bisher in meinem Leben. Das muss anders werden. Vielleicht sollte ich mich von einigen Leuten verabschieden, die mir nicht guttun und mir stattdessen nettere Freunde oder Beziehungspartner suchen. Stattdessen weiß man die Gefühle nicht als solche einzuordnen, die man lange verdrängt hat, und der erwachsene Teil in einem sagt ebenso entschieden wie unrichtig: Verdammt, es ist passiert. Ich habe mich in meinen Therapeuten verliebt.

Ein Säugling freut sich, wenn er die Mutter sieht, er wird ganz aufgeregt und zappelig und ist irritiert, wenn sie sich abwendet. Wenn uns diese Gefühle später im Leben noch einmal begegnen, nennen wir sie Verliebtsein. Die Gefühle, die in einer Psychotherapie entstehen können, haben jedoch viel mehr mit frühkindlichen Gefühlen zu tun als mit erwachsenem Verliebtsein. Schließlich kennt man den Menschen, der einem jede Woche gegenübersitzt und geduldig zuhört, nicht einmal richtig, beziehungsweise nur in seiner beruflichen Funktion.

Im Grunde genommen handelt es sich also um eine Art Gefühlsverwechslung.

Nun haben wir aber auch noch den anderen Beteiligten, den Therapeuten. Wenn er merkt, dass Sie glauben, in ihn verliebt zu sein, wird er darauf freundlich, aber professionell reagieren. Er wird Sie dafür weder beschämen, noch Sie ermutigen.

Auf keinen Fall wird er sich auf eine Beziehung zu Ihnen einlassen, es sei denn, er legt es darauf an, seine Zulassung zu verlieren. Nein, dass der Therapeut sich in eine Patientin verliebt – oder die Therapeutin sich in einen Patienten –, ist nichts, das einfach mal so vorkommen kann. Ehrlich gesagt wird es von den meisten Therapeutenkollegen nicht viel weniger streng bewertet als die Vergewaltigung einer Patientin durch einen Frauenarzt. Oder als sexuelle Übergriffe gegenüber einem Kind. Denn so etwas Ähnliches ist es auch.

Es ist normal, dass ein Kind Vertrauen zu einem Erwachsenen hat, auch, dass es sich auf seinen Schoß setzt und sich an ihn schmiegt. Wenn ein Erwachsener dies zur Befriedigung unreifer sexueller Bedürfnisse missbraucht, nennen wir ihn pervers und sperren ihn ein. Eine sexuelle Beziehung mit einem Patienten oder einer Patientin einzugehen, ist nichts anderes. Der Therapeut, der das tut, verkennt völlig den Charakter der Gefühle, die der Patient ihm entgegenbringt, ebenso sehr, wie manche Kinderschänder es tun.

Gute Therapeuten sorgen für sich selbst, so, wie gute Eltern es tun, und dafür, dass ihre Beziehungen in Ordnung sind. Wenn es daran krankt, gehen sie zu einem Kollegen und schauen nach, woran es liegt, dass sie ihr Liebesleben nicht auf die Reihe kriegen, anstatt sich von jemandem verführen zu lassen, der sie nicht einmal wirklich kennt, sondern für den sie lediglich eine Projektionsfläche für unerfüllte frühkindliche Wünsche darstellen.

Übrigens: Patienten müssen sich nicht in ihren Therapeuten verlieben. Es ist völlig in Ordnung, wenn sie es nicht tun. Die wenigsten Patienten tun es.

Nachdem ich mir nun ordentlich Mühe gegeben habe, Ihnen die Befangenheit gegenüber der Spezies Psychotherapeut zu nehmen, und nachdem es mir vielleicht sogar gelungen ist, einige winzig kleine Vorurteile abzubauen, halte ich Sie für gefestigt genug, dass wir uns der Frage zuwenden können, was denn in einer Psychotherapie schiefgehen kann.

Wenn ein Patient sich von Anfang an auf sein Gefühl verlässt, kann schon mal sehr viel weniger schiefgehen, als wenn er das nicht tut. Er muss nicht nach einer Stunde total begeistert vom Therapeuten sein. Wenn er anschließend jedoch ein richtig mieses Gefühl hat, ist das etwas anderes. Vielleicht bezieht es sich darauf, dass er gleich viel Vertrauen gefasst und sich gezwungen hat, Dinge anzusehen, die er sonst lieber ganz hinten im Wandschrank lässt. Vielleicht schämt er sich jetzt dafür, obwohl er das Gefühl hat, dass der Therapeut mit dem, was er erzählt hat, absolut respektvoll umgegangen ist. Sollte sich das miese Gefühl jedoch auf die Person des Therapeuten beziehen – dann sollte er sich schleunigst einen anderen suchen und sich nicht einreden, das sei schließlich der Fachmann, der wisse, was er tue. Selbst nach einigen Sitzungen kann der Patient die Behandlung noch beenden. Nur weil die Stunden von der Kasse bewilligt wurden, ist er nicht verpflichtet, bis zum bitteren Ende durchzuhalten.

Andererseits – ganz so einfach ist die Geschichte manchmal doch nicht.

Ebenso, wie ein Patient glauben kann, er habe sich in den Therapeuten verliebt, kann der ihm manchmal auch recht hassenswert erscheinen. Vor allem in der Psychoanalyse können sehr alte Gefühle ungefiltert zum Vorschein kommen, die sich dann möglicherweise auf den Therapeuten richten.

Man kennt das ja auch aus dem Alltag: Manche Menschen sind besonders freundlich und offen, andere besonders zurückhaltend. Diese Verhaltensweisen haben nichts mit dem jeweiligen Gegenüber zu tun, sondern werden bereits mitgebracht. Und haben, nach Meinung der Psychotherapeuten, Ursachen, die mit der Lebensgeschichte zusammenhängen.

Auch in der Psychotherapie zeigen sie sich. Mitunter kann es schwierig für den Patienten sein, auseinanderzuhalten, ob es wirklich der Therapeut war, über den er sich geärgert hat, oder ob die Ursache eine alte Wunde war, die der Therapeut nur – mehr oder weniger zufällig – berührt hat.

Vor allem Psychoanalytiker treffen deshalb mit Patienten gern die Vereinbarung, dass der Patient die Behandlung nicht einfach abbricht und auf Nimmerwiedersehen verschwindet, sondern dass er zumindest noch einige Stunden lang kommt, damit man gemeinsam sortieren kann, ob die Unzufriedenheit wirklich mit dem Therapeuten zu tun hat oder ob sie zum Patienten gehört. Ein Grund dafür ist, dass man sich selbst negative Erinnerungen verschafft, wenn man Dinge an dem Punkt abbricht, an dem sie am frustrierendsten sind. Sitzungen, die damit beginnen, dass der Patient sagt: »Eigentlich wollte ich gar nicht mehr kommen, aber ich möchte Ihnen doch noch sagen, dass ich mich über Sie geärgert habe«, sind oft besonders fruchtbar.

Wenn ein Patient eine Therapie einfach abbricht, ohne noch einmal mit dem Therapeuten gesprochen zu haben, macht er sich zum Kind, das sich versteckt, weil es Ärger fürchtet. Am Ende traut er sich nicht mehr in die Gegend, in der der Therapeut seine Praxis hat, weil er fürchtet, ihm zu begegnen. Und er bringt sich um die Möglichkeit, herauszufinden, dass hinter seinem Ärger vielleicht etwas völlig anderes steckt.

Schauen wir mal, was aus Therapeutensicht alles schiefgehen kann in einer Psychotherapie. Wenn ich an gescheiterte Therapien denke, oder zumindest an solche, die mir als weniger positiv in Erinnerung sind, dann sind das vor allem diejenigen, bei denen es Patienten schwerfiel, sich auf die Verbindlichkeit des Kontakts einzulassen. Psychotherapien mit Patienten, die sagen: »Ich mag keine festen Termine, da fühle ich mich zu sehr unter Druck gesetzt«, sind beinahe unmöglich. Ebenso Therapien mit Patienten, die häufiger absagen, versprechen, sie würden sich wegen eines neuen Termins wieder melden, und dies erst nach geraumer Zeit wieder tun.

Psychotherapie ist ein Heilmittel, das regelmäßig eingenommen werden sollte, um zu wirken. Wie bei manchen Medikamenten verpufft seine Wirkung, wenn man sich nicht daran hält.

Natürlich – Sie ahnen es – ist es auch hier das gute alte Unbewusste, das da die Steine in den Weg legt. Manchmal möchte der Patient trödeln wie ein Kind auf dem Schulweg, wenn er spürt, dass er etwas ansprechen müsste, das ihm nicht ganz geheuer ist. Dann tatsächlich zu trödeln beziehungsweise die Sitzung abzusagen ist allerdings die falsche Entscheidung.

Es gibt wenig, was für Therapeuten so problematisch ist wie *Vermeidungsverhalten*. So nennt man es, wenn jemand etwas vermeidet, vor dem er sich fürchtet. Im Grunde genommen ist das natürlich eine nützliche Sache. Wenn man alles täte, vor dem man sich fürchtet, wäre man nach geschätzten drei Sekunden tot. Schwierig wird es dort, wo man beginnt, alles zu meiden, was einem unangenehm ist.

Vor allem Verhaltenstherapeuten tun alles dafür, dass ihre Patienten sich wieder trauen, Dinge zu tun, die sie aus Angst gemieden haben. Sei es in ein Flugzeug zu steigen, zum Zahnarzt zu gehen oder auch nur vor die Haustür zu treten. Weil sie wissen, dass Vermeidungsverhalten zwar kurzzeitig erleichtert, auf die Dauer jedoch unglücklich macht. Und weil es verhindert, eine der befriedigendsten Erfahrungen im Leben zu machen. Nämlich sagen zu können: Ich hatte Schiss davor, aber ich habe mich trotzdem getraut.

Gescheiterte Therapien sind häufig solche, bei denen dem Patienten das Durchhaltevermögen gefehlt hat. Schwierig wird es auch, wenn der Patient davon ausgeht, dass er nicht das mindeste zum Gelingen der Behandlung beitragen muss. Es ist völlig in Ordnung, am Anfang nicht zu begreifen, was mit einem los ist. Wie ein Kind zur Mama zu gehen, der Therapeutin alles vor die Füße zu schmeißen und zu sagen: Mach mal. Vielleicht kannst du mit dem Kram was anfangen, ich kann es nicht.

Es ist günstig, wenn sich das im Lauf der Zeit verändert. Wenn ein Patient am Anfang kommt, nicht weiß, worüber er reden soll, was ihn seinem Ziel, der Gesundung, näherbringen kann, so ist das völlig normal. Er darf hilflos sein und fragen:

»Was wollen Sie denn von mir hören?« Er muss erst lernen, wie Psychotherapie geht.

Normalerweise bekommen Patienten mit der Zeit ein Gefühl für sich selbst, für das, was das Kerlchen im Keller nach oben schiebt, weil es meint, darüber gehört einmal gesprochen. Schwierig wird es, wenn ein Patient auch nach längerer Zeit dem Therapeuten zu Beginn jeder Sitzung einen hilflosen Blick zuwirft und meint: »Ich weiß nie, worüber ich hier reden soll.«

Unmöglich ist eine Behandlung auch mit solchen Patienten nicht. Nur eben schwierig. Denn schließlich ist das Therapieziel, zu erreichen, dass der Patient besser spüren kann, was in ihm vor sich geht, was ihn gerade beschäftigt und wo die Knoten sind, die es zu lösen gilt.

Alles hat ein Ende

Wenn man sich einmal pro Woche trifft und ab und zu auch einmal Therapieferien sind, kann eine Behandlung also gut über ein paar Jahre gehen. Viele Psychotherapeuten lassen sie, wenn der Patient erst einmal über den Berg ist, eher sanft ausklingen, als sie abrupt zu beenden. Die Sitzungen finden dann nur noch vierzehntägig oder seltener statt. Manche Patienten kommen nur noch einmal im Quartal, und beide Seiten können beobachten, ob die positive Veränderung auch über einen längeren Zeitraum stabil bleibt.

Irgendwann jedoch ist die Behandlung zu Ende. Es ist wichtig, sich das bewusst zu machen und die Zeit, in der man einen

Begleiter in seinem Leben hat, intensiv zu nutzen. Wenn es beispielsweise darum geht, etwas zu wagen, vor dem man sich fürchtet, ist nun der richtige Zeitpunkt. Wenn man seinen Job wechseln oder sich endlich einmal trauen möchte, eine Frau anzusprechen, sollte man das tun, solange jemand da ist, mit dem man besprechen kann, ob es geklappt hat oder woran es wohl gescheitert ist, anstatt bis zur letzten Sitzung nur darüber zu reden, was einen daran hindert.

Andererseits: Zu viele neue Schritte tun einer Psychotherapie auch nicht gut. Bei Psychoanalytikern gilt die Regel, dass ihre Patienten keine wichtigen Lebensentscheidungen treffen sollen, ohne diese zuvor in der Behandlung zu besprechen. Manche Patienten reiten sich schneller in schwierige Situationen, als wir sie davon abhalten können. Bevorzugte Aktionen sind das spontane Zusammenziehen mit einer Person oder gar das Heiraten derselbigen in einer Nacht-und-Nebel-Aktion, wo man sich doch in der Therapie eigentlich einig darüber war, dass genau dieser Mensch dem Patienten höchstwahrscheinlich nicht guttun wird. Bei Patienten, die dergleichen immer wieder tun und dies vielleicht ihrem Therapeuten auch noch verschweigen, wird der eventuell irgendwann das Handtuch werfen.

Kehren wir zurück zum Ende einer erfolgreichen Behandlung. Irgendwann stellt der Patient fest, dass er nicht mehr recht weiß, was er erzählen soll, denn eigentlich geht es ihm schon seit geraumer Zeit wieder richtig gut. Vielleicht sogar besser als je zuvor in seinem Leben.

Dann geht's ans Abschiednehmen. Für viele Patienten ist der Therapeut zu einer überaus wichtigen Person in ihrem Leben geworden, und der Abschied fällt ihnen schwer. Das ist in Ordnung, das hat nichts mit Abhängigkeit zu tun. Lediglich damit, dass man eine Beziehung zu jemandem hatte, die sich anfühlen kann wie eine sehr gute Freundschaft, obwohl es keine Freundschaft war.

Damit sind wir am Ende unseres Rundgangs durch die Praxis und der Beobachtung einer psychotherapeutischen Behandlung angelangt. Im nächsten Kapitel werde ich nicht von den großen Themen im Leben sprechen, denen, die wir nur teilweise oder gar nicht beeinflussen können. Wir können uns unsere Eltern nicht aussuchen, den richtigen Partner liefert das Schicksal auch nicht auf Anforderung frei Haus, und selbst bei der Auswahl von Chef und Kollegen müssen wir gelegentlich Kompromisse machen. Wir selbst oder Menschen, die uns nahestehen, können von Krankheiten, Unfällen oder Tod betroffen sein.

Im folgenden Kapitel soll es ausschließlich um die Dinge gehen, die wir selbst beeinflussen können. Um das, was helfen kann, Bedrohungen der psychischen Gesundheit abzuwehren.

Da ich nichts vom Ratgeben halte, will ich versuchen, mich auf Dinge zu beschränken, die Sie möglicherweise tatsächlich noch nicht wissen, bei denen es gut ist, sie sich ins Gedächtnis zurückzurufen oder sie zumindest einmal aus psychotherapeutischer Sicht zu beleuchten. Nichts davon kann psychische Krankheiten heilen, so wenig, wie noch so langes Joggen einen akuten Darmverschluss beseitigen kann. Aber normalerweise kann Joggen dazu beitragen, ein bisschen fitter zu werden.

PSYCHOTHERAPEUTISCHES ERSTE-HILFE-KÖFFERCHEN - KLEINE SCHÄDEN VERMEIDEN UND BEHEBEN

Bügeln statt grübeln – leichte Schlafstörungen beheben

Die Dinge, die helfen können, die Psyche fit und geschmeidig zu halten, sind im Grunde genommen die gleichen, die schon beim Kleinkind dafür sorgen, dass es munter und fröhlich bleibt. Dazu gehören beispielsweise ausreichend Schlaf, Toben und Spielen.

Fangen wir mit dem gesunden Schlaf an. Viele Menschen leiden hin und wieder an gestörtem Schlaf. Selbst die, die zeit ihres Lebens abends ins Bett gegangen sind, die Augen schließen, morgens aufwachen und keine Ahnung haben, was in der Zwischenzeit passiert ist, können irgendwann Schlafprobleme bekommen. Ich rede nicht von Eltern Neugeborener, sondern davon, nachts wachzuliegen und nicht zu wissen, woher es kommt, dass man nicht schlafen kann.

Schwere Schlafstörungen allerdings, die über einen längeren Zeitraum anhalten und Sie auch tagsüber nachhaltig beeinträchtigen, gehören in die Hand des Fachmanns. Sie könnten der Beginn einer psychischen Erkrankung sein, beispielsweise einer Depression. Vor allem dann, wenn Sie keinen Auslöser dafür dingfest machen können, sollten Sie sich überlegen, eine psychotherapeutische Behandlung zu beginnen.

Eventuell wird Ihr Hausarzt Sie aber auch an ein Schlaflabor überweisen, damit dort vielleicht herausgefunden werden kann, was genau die Probleme verursacht.

An dieser Stelle aber reden wir lediglich von gelegentlichem nächtlichem Aufwachen und Wachliegen.

Wichtig ist es zunächst einmal, herauszufinden, wie gesunder Schlaf abläuft, damit man nicht ein völlig normales Schlafverhalten als abnorm ansieht. Auch hier gilt es zuerst einmal festzustellen, was *Ihre* individuellen Bedürfnisse sind, und sich nicht danach zu richten, was scheinbar »normal« ist. Wenn Sie jede Nacht nach sechs Stunden Schlaf putzmunter sind, tagsüber Ihren Alltag mit den üblichen leichten Müdigkeitsphasen gut bewältigen, hat es wenig Sinn, sich vorzuwerfen, dass es Ihnen nicht gelingt, acht Stunden zu schlafen. Selbst wenn Sie gerade wieder irgendwo gelesen haben, das sei das Nonplusultra einer gesunden Lebensführung.

Außerdem ist es wichtig zu wissen, dass es verschiedene Schlafphasen gibt, tiefere und leichtere. Und es ist ein Irrtum zu glauben, dass es Menschen gibt, die die ganze Nacht durchschlafen. Selbst Bären ratzen nicht den kompletten Winter durch. Jeder wacht nachts mehrmals auf. Jeder. In der Regel kann man sich am nächsten Tag nur nicht mehr daran erinnern.

Man kann sich natürlich auch dazu bringen, bei jedem Aufwachen in Panik zu verfallen und sich zu sagen: *Da. Ich bin wieder aufgewacht. Verflixt. Gelingt es mir denn nie, auch nur eine Nacht durchzuschlafen?* Und schon ist man hellwach.

Zumindest glaubt man das. In Wahrheit befinden sich Körper und Psyche noch in einem völlig anderen Zustand als im Sitzen oder Stehen. Psychoanalytiker machen sich das zunutze, wenn sie den Patienten während der Behandlung auf der Couch liegen lassen. Da das Unbewusste ja unten im Keller wohnt, muss es in dieser Position nicht so mühsam die Treppen erklimmen, sondern kann sich ebenerdig fortbewegen.

Viele Menschen nutzen das nächtliche Aufwachen gern zum Grübeln. Und sie leiden darunter. Es ist ein Dilemma. Einerseits muss man liegen bleiben, denn man sollte ja eigentlich schlafen, schließlich muss man am nächsten Tag fit sein. Andererseits klappt das mit dem Schlafen aber nicht. Es ist, als habe man plötzlich verlernt, wie es geht. Stattdessen liegt man da und grübelt. Herr Über-Ich, der Angst hat, das Es würde die Gunst der Stunde nutzen, die Macht im Haus zu übernehmen, läuft zu voller Form auf. Lang und breit erklärt er, was seiner Meinung nach alles schiefläuft. Und der nun Schlaflose liegt da, darf sich anhören, was er Tag für Tag alles verbockt und fühlt sich immer mieser.

Das ist nicht gut. Hören Sie mit dem Grübeln auf. Das erscheint zunächst schlicht unmöglich. Aber erstaunlich viele

Patienten berichten mir nach einiger Zeit, dass die nächtliche Grübelei tatsächlich nachgelassen hat.

Mitunter gibt es Dinge, die einem wirklich Sorgen machen, und die gelöst werden müssen. Eigentlich ist das die Domäne von Herrn Ich. Darin ist er ganz groß. Das Problem ist nur, dass er ausgerechnet zu der Zeit, wenn Sie nachts wachliegen und grübeln, seine Tiefschlafphase hat.

Und noch etwas anderes passiert, während Sie sich schlaflos in den Kissen wälzen: Ihre Psyche lernt etwas, von dem Sie gar nicht wollen, dass sie es lernt. Eigentlich soll sie lernen, dass das Bett zum Schlafen da ist. Und für andere nette Dinge. Aber nicht zum Grübeln und Sich-mies-Fühlen. Wenn Sie aber stundenlang im Bett liegen und grübeln, lernt Ihre Psyche schnell, dass das Bett ein prima Ort zum Wachliegen und Grübeln ist. Das sollten Sie ihr dringend wieder abgewöhnen. Ebenso wie andere Albernheiten.

Man kann Seehunden beibringen, Bälle zu jonglieren. Und man kann seiner Psyche beibringen, einen jede Nacht um exakt die gleiche Zeit zu wecken. Das ist genauso wenig sinnvoll, aber bei Weitem nicht so putzig. Für manche Menschen ist das beinahe wie ein Fluch. Sie wissen schon, dass sie in dieser Nacht wieder exakt um drei Uhr dreizehn aufwachen werden, beinahe mit der Präzision einer Funkuhr.

Das Es spielt gern. Und nachts ist es munter. Wie eine Katze wartet es nur darauf, dass Sie zeigen, dass Sie wach sind. Wenn Sie mit einem »O nein! Ich wusste es! Schon wieder drei Uhr dreizehn!« hochschrecken, macht es sich garantiert den Spaß, Sie in der nächsten Nacht wieder zur gleichen Zeit zu wecken.

Bei einem Freund von mir führte das zu massiven Schlafstörungen. Bis ihm jemand einen Rat aus der Trickkiste der Verhaltenstherapeuten gab. Danach war es innerhalb von zwei, drei Nächten vorbei mit dem Spuk.

Er hatte lediglich seinen Wecker mit einem Tuch abgedeckt. Und schon fühlte das Es sich um seinen Schabernack betrogen.

Kehren wir zum nächtlichen Grübelverbot zurück. Schäfchenzählen ist okay, an erfreuliche Dinge denken ist auch okay. Unerfreuliches ist verboten. Entweder handelt es sich um die blanken Beschimpfungen eines nächtlich im Haus umherirrenden Herrn Über-Ich, die man nicht zulassen sollte. Oder es handelt es sich um etwas, das tatsächlich jetzt, hier und auf der Stelle gelöst werden muss. Dann werden Sie das gewiss nicht im Liegen erledigen können.

Stehen Sie auf, nehmen Sie sich Stift und Papier oder schalten Sie den PC ein und öffnen eine Datei. Und dann schreiben Sie auf, was Ihnen in den Sinn kommt. Allein schon dadurch, dass Sie das Bett verlassen haben, ist Herr Ich aufgewacht und kann Ihnen mit seinen bewährt guten Vorschlägen zu Hilfe kommen.

Das erste Gebot ist also, der Grübelei das Maul zu stopfen, indem man sich klarmacht, dass sie zu nichts führt. Sie löst keine Probleme, sie führt lediglich dazu, dass man sich mies fühlt.

Darüber hinaus gilt die Halbstunden-Regel. Wenn man länger als eine halbe Stunde wach im Bett liegt, sollte man aufstehen. Ja, ich weiß, Sie brauchen Ihren Nachtschlaf, Sie können es sich nicht leisten, jetzt aufzustehen. Wenn Sie bei einem sportlichen Wettkampf einen Wadenkrampf bekommen, denken Sie vielleicht auch, Sie könnten es sich nicht leisten, stehen zu bleiben und etwas dagegen zu unternehmen. Trotzdem ist das eine viel bessere Idee, als weiterzulaufen. Weil das einfach nichts bringen würde.

Also, stehen Sie auf. Tun Sie etwas Ruhiges, Langweiliges. Machen Sie ein Kreuzworträtsel oder ein Sudoku, arbeiten Sie ein wenig an Ihrem 3000-Teile-Puzzle aus möglichst gleichfarbigen Teilen. Meinetwegen bügeln Sie auch oder sehen sich im Fernsehen eine nächtliche Eisenbahnführerstandsmitfahrt an. Die Wahrscheinlichkeit ist groß, dass Sie nach einer halben, spätestens nach einer Stunde müde sind, ins Bett wollen und dann tatsächlich gut einschlafen werden. Wenn Sie das konsequent durchhalten, wird Ihre Psyche lernen, dass das Bett kein Ort zum Grübeln und Wachliegen ist, sondern zum Schlafen. Oder um andere schöne Dinge zu tun.

Mit offenen Augen und Ohren gegen den Stress

Sind Sie vielleicht im Stress? Etwas Besonderes ist das ja nicht. Der Arzt, der einen Patienten fragt, ob er zurzeit besonders unter Stress steht, wird selten die Antwort bekommen: Och nö.

Also reden wir nicht über Stress, sondern nur über besonders viel Stress.

Es gibt unendlich viele Definitionen des Begriffes, die häufig mit der Menge der zu bewältigenden Arbeit und der dafür zur

Verfügung stehenden Zeit zu tun haben. Forscher, die dieses Phänomen untersuchen, können Versuchspersonen recht einfach unter künstlichen Stress setzen, indem sie sie anweisen, eine bestimmte Aufgabe in einer vorgegebenen Zeit zu erledigen, ihnen aber verschweigen, dass das gar nicht möglich ist. Wenn sie den Druck noch zusätzlich erhöhen wollen, erzählen sie, die anderen Versuchspersonen hätten damit keine Probleme gehabt. Klingt das vielleicht genau wie Ihr Arbeitsplatz?

Besonders gestresst fühlen sich Leute in der Regel gar nicht mal dann, wenn sie besonders viel zu tun haben, sondern dann, wenn sie besonders viel zu tun haben und etwas – oder jemand – sie permanent daran hindert, diesen Berg abzuarbeiten. Störungen stressen extrem, vor allem, wenn sie auch noch mit mangelnder Anerkennung gepaart sind. Die klassische Stresssituation wäre also die, dass der Schreibtisch sich vor zu Erledigendem biegt, dass ständig Kollegen vorbeikommen und Extrawünsche haben oder auch nur, dass sie am Nachbarschreibtisch lautstarke Schwätzchen halten. Wenn dann auch noch der Chef hereinkommt, um einen für einen vermeintlichen oder tatsächlichen Fehler zusammenzufalten, ist der Stress perfekt. Nun gut, Sie werden selbst wissen, wann Sie nicht nur einfach den normalen, alltäglichen Stress haben, sondern sich fühlen wie ein Hamster, den man ins Laufrad gesperrt hat.

Um sich psychisch gesund zu erhalten, ist es notwendig, dass Sie sich auch in Stresszeiten Ruheinseln schaffen. Denn häufig besteht der Stress nicht einmal allein darin, dass es zu viel zu tun gibt, dass zu wenig Zeit dafür zur Verfügung steht und dass die Anerkennung fehlt. Sondern er entsteht dadurch, dass man sicher ist, in seinem Leben gerade keinen Platz für das zu haben, was das ganz Eigene ist. Freizeit im wahrsten Sinne des Wortes. Freie Zeit, um überlegen zu können, was einem jetzt guttun würde.

Natürlich werden Sie gerade dann sicher sein, keine Zeit für all das zu haben, was Sie sonst entspannt. Sei es Musikhören, Zeitunglesen oder das Nachbauen des Kölner Doms im Maßstab 1 zu 100 aus Streichhölzern. Sie sollten es dennoch tun, ebenso, wie es sinnvoll ist, nachts aufzustehen statt sich stundenlang schlaflos im Bett zu wälzen.

Aber falls Sie absolut nicht auf mich hören wollen, schlage ich Ihnen eine Kurzentspannung vor, die Sie immer machen können. Als ich Ihnen von der unwirschen Oma erzählt habe, die ihre Enkelin ermahnte, während des Straßenbahnfahrens keine Radfahrer zu beobachten, erwähnte ich etwas, das man üblicherweise von Zen-Meistern zu hören bekommt:

Wenn ich gehe, dann gehe ich, und wenn ich esse, dann esse ich.

Wie oft tun Sie das wirklich? Wie oft sind Sie mit Ihren Gedanken dort, wo Sie sich gerade aufhalten? Die meiste Zeit verbringen wir mit Planen und Vorausdenken. Und oft bekommen wir überhaupt nichts mit von dem, was uns gerade umgibt. Jeder hat schon einmal die Erfahrung gemacht, dass ihm in der Straße, in der er seit zwanzig Jahren wohnt, plötzlich ein Giebel oder eine Haustür auffallen, die ebenfalls schon seit zwanzig Jahren dort existieren, ohne dass sie einem je aufgefallen wären. Weil man mit den Gedanken stets sonstwo war, wenn man daran vorüberging.

Den Unterschied zwischen ständigem Vorausdenken und Ganz-im-Augenblick-Sein kann man besonders gut bei einer Mutter mit einem kleinen Kind beobachten, die auf dem Weg zum Supermarkt sind. Die Mutter hat nur im Kopf, dass sie vor dreizehn Uhr noch ein Rezept beim Arzt abholen muss, dass sie das Waschmittel nicht vergessen darf, das nicht auf der Einkaufsliste steht, und ob die Zeit noch reichen wird, das Geburtstagspäckchen für die Schwägerin zu packen und auf die Post zu bringen. Das Kind ist ganz im Hier und Jetzt. Für die Mutter sieht es wie Trödeln aus, wenn es stehen bleibt, um einen Käfer zu beobachten oder sich bückt, weil es einen Stein aufheben möchte. Im schlimmsten Fall treibt das Kind sie zur Weißglut mit etwas, von dem sie sich eigentlich eine Scheibe abschneiden sollte.

Vielleicht sehnen sich deshalb viele Menschen nach der Kinderzeit zurück, weil sie damals noch die Fähigkeit besaßen, ganz im Augenblick zu leben. Uns allen tut es gut, ab und an alles aus unserem Hirn zu verbannen, was nichts mit dem absolut gegenwärtigen Hier und Jetzt zu tun hat. Zeit dafür haben sogar Sie, denn selbst ein gestresster Mensch wie Sie ist hin und wieder ein paar Minuten allein. Es reicht schon, wenn Sie mit einer Minute anfangen, vielleicht auf dem Weg vom Parkplatz ins Geschäft.

Beschränken Sie sich auf einen einzigen Sinneseindruck. Vielleicht funktioniert es bei Ihnen mit dem Hören am besten, vielleicht mit dem Sehen. Versuchen Sie, jeden bewussten Gedanken zu verbannen, und stellen Sie sich vor, Sie seien ein riesiges Ohr. Oder ein überdimensionales Auge. Seien Sie nur Gehör. Oder seien Sie nur aufmerksamer Blick.

Das ist gar nicht so einfach. Aber versuchen Sie es einmal. Wenigstens bis zur nächsten Ecke. Und beim nächsten Mal noch eine Ecke weiter. Wenn Sie es richtig gemacht haben, fühlt Ihre Psyche sich anschließend wie frisch geduscht.

Wenn Ihnen das besonders schwerfällt, Sie aber Science-Fiction- oder Agentenfilme mögen, stellen Sie sich vor, Sie seien ein mit einem speziellen Chip ausgestatteter Wissenschaftler oder Spion. Sie haben den Auftrag, alles über Ihre Umgebung herauszufinden und auf diesem Chip zu speichern. Alles, was Sie hören. Oder alles, was Sie sehen. Jedes Detail. Sie müssen nur Ihre Gedanken verbannen, weil sie die Aufzeichnung stören.

Viel Spaß also beim Psyche-Duschen!

Toben, Rennen, Spielen

Zu Beginn der Therapie frage ich Patienten, ob sie Hobbys und Freunde haben oder ob sie Sport treiben. Wenn sie dies bejahen können, bin ich froh, denn das sind Dinge, die stützen und gesund erhalten.

Was im Kindesalter das Toben ist, nennen wir später Sport. Bewegung ist gesund, das wissen wir alle, schließlich bekommen wir es überall und ständig in die Ohren getrötet, so oft, dass Herr Über-Ich das Thema bereits zu einem festen Bestandteil seiner Vorwurfslitanei gemacht hat.

»Du solltest dich viel mehr bewegen!«, sagt er, oder: »Weißt du eigentlich, was das Abo im Fitnessstudio dich jeden Monat kostet? Wann warst du zum letzten Mal dort?« Und wenn es einem dann noch nicht schlecht genug geht, schiebt er gern noch ein paar Beschimpfungen hinterher, die sich auf unseren Charakter beziehen.

Manche Dinge tun wir wirklich nur, weil sie vernünftig sind. Gut, es gibt Menschen, die leidenschaftlich gern bügeln – etwas, wovon die meisten nur träumen können –, aber ich habe noch nie von jemandem gehört, der sich gern die Zähne putzt. Obwohl einem dabei immer die besten Ideen kommen. Bewegung hingegen ist etwas, das uns einmal richtig Freude gemacht hat. Kinder hopsen, springen, klettern gern. Es gilt also nicht – wie beim Zähneputzen – etwas zu erlernen, das wir eigentlich doof finden, sondern etwas wiederzuentdecken, das vielen von uns abhandengekommen ist.

Bei manchen Patienten funktioniert dieser Bereich einwandfrei. Sie joggen, betreiben einen Mannschaftssport oder Drachenfliegen, und es macht ihnen Spaß. Das sind die, um die ich mir in dieser Beziehung keine Sorgen machen muss. Die anderen erzählen, dass sie ja *eigentlich* vorhätten, dies oder das zu tun, dass es aber meist nicht dazu kommt, und dann geben sie gern ein paar Selbstbeschimpfungen aus dem Zitatenschatz des Herrn im Obergeschoss zum Besten.

Wenn ich frage, ob es denn eine Sportart gibt, die ihnen früher einmal Spaß gemacht hat, bekomme ich fast immer eine positive Antwort. Sie hätten früher gern getanzt, aber der Mann sei dazu nicht zu kriegen. Sie seien früher eine leidenschaftliche Wasserratte gewesen, trauten sich mit ihrer Figur nun aber nicht mehr ins Schwimmbad. Wobei Letzteres mit der Figur nur am Rande zu tun hat. Es gibt Menschen, die enorm viel wiegen und dennoch schwimmen gehen. Es gelingt ihnen lediglich, sich selbst und ihre Bedürfnisse wichtiger zu nehmen als ein paar dämliche Jugendliche am Beckenrand, die mit dummen Bemerkungen versuchen, ihr eigenes, altersbedingt labiles Selbstwertgefühl auf Kosten anderer zu stabilisieren.

Absurd wird es dort, wo jemand eine Sportart gefunden hat, die ihm richtig, richtig Spaß macht – von der die Vertreter des Herrn Über-Ich in der Umwelt aber so gar nichts halten. Es gibt Menschen, die mit Hilfe eines Spielkonsolen-Sportprogramms zwanzig Kilo abgenommen haben, die von diesem Programm so begeistert sind, dass sie es jeden Tag mit Vergnügen betreiben. Und die sich dann von ihrer Umwelt anhören müssen, es sei doch viel gesünder, draußen im Wald herumzulaufen, statt im Wohnzimmer auf der Stelle zu traben.

Da sind wir dann wieder bei der Sache mit den Ratschlägen. Die meisten Menschen wissen, dass es Wälder gibt. Menschen wissen auch, dass es Fitnessstudios gibt. Wenn Sie sich zu keinem von beiden hingezogen fühlen, dann deshalb, weil es nicht die zu Ihnen passende Art ist, sich in Bewegung zu setzen. Sich deswegen ein schlechtes Gewissen zu machen, führt lediglich zu mieser Stimmung und schlimmstenfalls zum Selbsthass. Das einzig Wahre ist, herauszufinden, was einem so guttut, dass man es freiwillig immer wieder macht, sodass es sich vielleicht sogar wie eine kleine Sucht anfühlt. Eine kleine, wie gesagt.

Das Schöne am Erwachsensein ist, so viele Möglichkeiten zu haben. Zumindest in unserer Kultur. Solange Sie damit nicht gegen Gesetze verstoßen oder anderen Menschen sonstwie auf die Nerven gehen, haben Sie jedes Recht, sich selbst zu verwirklichen.

Es ist wichtig, das zu tun, und es erhält psychisch gesund. Ich meine damit, dass Sie sich weder von dem Herrn Über-Ich aus dem Dachgeschoss noch von Ihren Mitmenschen einreden lassen sollten, was gut für Sie zu sein hat. Stattdessen sollten Sie sich auf die Suche danach begeben, was Sie als Individuum mit Ihren ganz persönlichen Vorlieben ausmacht.

Sie merken, manche Dinge wiederhole ich gern öfter einmal. Wir sind schließlich keine Computer, wo etwas, einmal eingegeben, unauslöschlich auf der Festplatte sitzt. Bei uns funktioniert es eher wie beim Vokabellernen, wo man ein Wort Hunderte Male wiederholen muss, bevor es Bestandteil unseres Wortschatzes wird.

Ich bin immer wieder erstaunt, wie selten Menschen wirklich zu dem stehen können, was sie tun. Das zeigt sich vor allem bei Vorlieben in den Bereichen Literatur, Film und Fernsehen. Patienten erwähnen manchmal, sie seien kürzlich im Kino gewesen oder würden gern lesen. In einem Großteil der Fälle reagieren sie auf die schlichte Nachfrage, was *genau* sie denn im Fernsehen oder im Kino gesehen oder was sie gelesen hätten, so peinlich berührt, als hätte ich nach bevorzugten sexuellen Praktiken gefragt. Plötzlich beginnen die Sätze mit: »Ich traue es mich ja kaum zu sagen«, oder mit »Sie werden lachen«, als sei ich die Feuilletonchefin einer überregionalen Zeitung, die die Nase rümpft, wenn jemand etwas zu lesen wagt, das gut zu einer Schachtel Pralinen passt. Oder sich gar einen Film in einem Kasten ansieht, der ja wohl eigentlich nur in die Wohnung von Menschen gehört, die keiner geregelten

Arbeit nachgehen. Es gibt keinen Grund, sich dafür zu schämen, dass Sie anspruchsvolle Bücher lesen, anspruchsvolle Filme sehen, ins Theater gehen und Konzerte besuchen, in denen die Menschen ruhig auf ihrem Platz sitzen, statt dicht gedrängt nebeneinanderzustehen und zu sehr lauter Musik das Haupthaar zu schütteln. Es gibt aber auch nicht den geringsten Grund, sich dafür zu schämen, wenn Sie es nicht tun. Das wird schon seine Berechtigung haben. Lassen Sie sich von Herrn Über-Ich nicht davon abhalten, neugierig auf sich selbst zu sein. Menschen sind in der Schule mit anspruchsvoller Literatur in Berührung gekommen. Sie wissen, dass es so etwas gibt. Einige bleiben auch nach der Schule dabei. Wer es nicht tut, sollte sich dafür nicht beschimpfen, sondern sich aus blanker Neugier und freundlichem Interesse heraus fragen, warum er wohl mag, was er mag.

Wer den ganzen Tag im Büro mit nichts als endlos langen Zahlenkolonnen zu tun hat und dabei kaum einen anderen Menschen zu Gesicht bekommt, genießt es möglicherweise, abends seine vertraute Vorabendserie anzuschauen. Das ist für ihn, wie zu seiner Familie heimzukommen, allerdings zu einer, die keine Ansprüche stellt. Wer den ganzen Tag am Telefon mit schlecht gelaunten Kunden zu tun hat, möchte abends vielleicht eine lustige Serie sehen. Schlau wie die Psyche meist ist, sucht sie sich einen Ausgleich, um die seelischen Muskeln nicht einseitig zu belasten.

Natürlich ist es grundsätzlich gut, trotzdem ab und zu die Birne einzuschalten. Einem Menschen, dem bewusst ist, dass das Modelbusiness jungen Mädchen falsche Ideale vermittelt und bei vielen zu Körperbildstörungen beiträgt, schadet es nicht, sich *Germany's Next Top Model* reinzuziehen. Ein junges Mädchen hingegen, das meint, diese Sendung sei ein Schulungsprogramm, das eine solide Ausbildung ersetzt, und sie müsse nur noch zwanzig Kilo herunterhungern, um den einzigen Berufsweg einschlagen zu können, der für sie infrage kommt – der kann man nur die Einsicht wünschen, dass sie nicht Richtung Catwalk marschiert, sondern Richtung Holzweg.

Nur Sie können wissen, warum etwas Sie besonders anzieht. Wenn Sie sich dafür schämen, werden Sie es nie herausfinden, weil Sie dann nicht einmal selbst richtig hinschauen wollen. Ihren Freunden muss das, was Ihnen Freude bereitet, nicht gefallen, sie müssen es nicht einmal verstehen. Sicher haben auch einige Ihrer Freunde Hobbys, die Sie wiederum nicht recht nachvollziehen können. Das Vergnügen des einen ist oft genug des anderen Folter.

Vogelgezwitscher zum Beispiel. Das ist doch nun wirklich etwas, das praktisch jeder entspannend und erhebend findet. Sollte man meinen. Lassen Sie uns noch einmal kurz durchs psychotherapeutische Schlüsselloch schauen.

Gerade erzählt der Patient, er könne gar nicht begreifen, dass andere Menschen das Gezwitscher von Vögeln als angenehm empfänden. Ihn ziehe das nur runter.

Die Therapeutin fragt ihn, was er damit verbinde. Ihn erinnere es an Friedhöfe, meint er. Als Kind habe er ständig mit der Mutter ans Grab der Großmutter gehen müssen. Die Mutter habe damals oft geweint. Er habe sich so hilflos gefühlt, weil er nicht wusste, wie er ihr helfen könne. Und niemand habe ihm erklärt, was überhaupt los war.

Was sich für andere mit schönen Ausflügen verbindet, mit Spielen im Freien, verbindet sich bei ihm – unbewusst natürlich – mit der schrecklichsten Zeit seiner Kindheit, damals, als die Mutter depressiv war und er Angst hatte, sie auch noch zu verlieren, wie die Oma.

Millionen schauen sich zum Entsetzen ihrer Mitmenschen das RTL-Dschungelcamp an. Groß war das Erstaunen, als sich herausstellte, dass es sich dabei durchaus auch um gebildete Menschen handelt. Wenn man die unter den Fans befragt, die sich ernsthaft mit ihren Motivationen auseinandersetzen, bekommt man vielleicht zur Antwort, dass sie es spannend finden, mitanzusehen, wie ein berufsmäßiger Selbstdarsteller nach dem anderen im Laufe einer Woche seine Maske verliert und wie dabei der wahre Kern seiner Persönlichkeit bloßgelegt wird.

Der Journalist Stefan Niggemeier schrieb einmal auf *FAZ-NET*, der Onlineausgabe der *Frankfurter Allgemeinen Zeitung*, die Show gewähre »Einblicke in das Innenleben eines Menschen, für die Reinhold Beckmann vermutlich töten würde«. Für andere wiederum ist das lediglich eine Ekelshow, in der abgehalfterte Promis unappetitliche Dinge tun und ihrer Würde beraubt werden. So unterschiedlich sind die Geschmäcker. Und jeder wird einen ganz persönlichen Grund für seine Vorliebe oder Abneigung haben.

Geben Sie sich Mühe mit sich selbst, geben Sie sich nicht mit billigen Antworten zufrieden. Selbst wenn es um Ihre Fernseh-, Film- oder Lesevorlieben geht. »Weil man da so schön abschalten kann«, ist sicher eine Antwort, die Sie auf den richtigen Weg führt, aber keine vollständige.

Wenn Sie wirklich begriffen haben, welches ganz spezifische Bedürfnis durch das, was Sie mögen, befriedigt wird, etwas, das nur mit Ihnen und Ihrer ganz eigenen Lebensgeschichte zu tun hat, werden Sie es auch gelassen gegen Angriffe verteidigen können.

Sie werden merken, ob Ihre Umgebung Sie in Ihrer Individualität respektiert und Sie allenfalls liebevoll anfrotzelt, oder ob man auf verletzende Weise mit Ihnen umgeht. Im letzteren Fall werden Sie daraus vielleicht Ihre Konsequenzen ziehen wollen, anstatt tatsächlich irgendwann Symptome zu entwickeln.

Vom Umgang mit sich selbst

Zu mir kommen, ich erwähnte es bereits, eher nicht die Leute, die sehr von sich selbst überzeugt und der festen Meinung sind, sie hätten immer recht. Häufig kommen die, mit deren Selbstwertgefühl es nicht zum Besten steht, bei denen ein strenges Über-Ich regiert und die dazu neigen, sich gnadenlos fertigzumachen. Vor allem bei Menschen, die zu Depressionen neigen, sind diese strengen inneren Stimmen oft unerträglich.

Hören Sie einmal selbst diesen Stimmen in Ihrem Inneren zu. Manchmal ist es ein Monolog, manchmal eher ein Gespräch. Mit Hilfe des Bildes der drei Bewohner des inneren Hauses können Sie nun schon relativ schnell erkennen, wer bei Ihnen das Sagen hat. Ist es eine strenge Stimme, die sich fast pausenlos in Beschimpfungen ergeht? Die härter mit

Ihnen ins Gericht geht, als Sie selbst das je mit Menschen tun würden, die Ihnen nahestehen? Oder ist es eine Stimme, die Sie zu Spontanhandlungen verführt, die Sie hinterher bereuen? Die Ihnen einreden will, die eine Zigarette nach langjähriger Rauchabstinenz mache doch nichts aus, und wenn man sich schlecht fühle, weil das Konto wieder einmal überzogen ist, sei der Kauf neuer Schuhe das beste Mittel dagegen?

In der Therapie versucht der Therapeut, den Herrn aus dem Zwischengeschoss an den Verhandlungstisch zu bringen. Den erkennt man einerseits daran, dass seine Äußerungen freundlich und verständnisvoll klingen, andererseits daran, dass er zu Lösungen rät, die einem auch im Nachhinein vernünftig erscheinen. Mit anderen Worten: Diese innere Stimme hat etwas von einer ausreichend guten Mutter, die liebevoll ist, aber auch Grenzen setzt. Kultivieren Sie sie.

Außerdem versuche ich meinen Patienten etwas beizubringen, das vielleicht auch Ihnen hilfreich sein kann, sofern Sie dazu neigen, sich ab und zu fertigzumachen. Wie Sie wissen, besteht zu Beginn einer Behandlung bei manchen Patienten die Hauptarbeit darin, ihnen in den Arm zu fallen und sie daran zu hindern. Dazu noch einmal ein kurzes Beispiel aus dem therapeutischen Alltag.

Es handelt sich um einen Patienten, der bereits seit einiger Zeit in Behandlung ist und dessen Beschwerden in unterschiedlichen Bereichen sich bereits deutlich gebessert hatten. In dieser Sitzung jedoch erzählt er, es gehe ihm zurzeit wieder nicht so gut. Er schlafe wieder schlechter und zweifle stark an sich. Wie so oft gilt es da für die Therapeutin Detektivarbeit zu leisten. Sie fragt nach, wann die Selbstzweifel denn auftauchen.

Es stellt sich heraus, dass dies vor allem bei der Arbeit der Fall ist. Vor einiger Zeit hat der Mann einen neuen Aufgabenbereich bekommen. Offenbar sei er damit überfordert, meint er. Er mache viele Fehler und habe deshalb auch schon Schwierigkeiten bekommen. »Wahrscheinlich bin ich zu doof dafür«, sagt er resigniert. Man sieht Herrn Über-Ich förmlich mit stolzgeschwellter Brust durchs Haus patrouillieren.

Das lässt die Therapeutin natürlich nicht durchgehen und hakt nach. Der Chef habe gesagt, er könne jederzeit mit Fragen zu ihm kommen, sagt der Patient. Allerdings habe er das nicht in Anspruch genommen und stattdessen versucht, sich allein durchzubeißen.

Die Therapeutin fragt weiter nach. Es stellt sich heraus, dass der Chef zwar gesagt hat, der Patient dürfe jederzeit zu ihm kommen. Sobald der Patient dies jedoch tat, hatte er den Eindruck, dass der Chef es als Störung empfindet. Trotz aller Unterwerfungsgesten, trotz aller »Ich möchte nicht stören« und »Entschuldigen Sie vielmals« zog er die Augenbrauen hoch, sobald man sich ihm näherte, seufzte laut und machte auf jede erdenkliche Weise deutlich, dass man ihm seine kostbare Zeit stiehlt. Der Patient traute sich schließlich überhaupt nicht mehr, ihn zu fragen, und produzierte in der Folge Fehler auf Fehler.

In diesem Fall vermischten sich im Unbewussten wieder einmal Aktuelles und Lebensgeschichtliches. Die Eltern des Patienten hatten selten Zeit für ihn, vielmehr war er oft allein gelassen worden. Er hatte sehr früh gelernt, nicht zu nerven.

Wo ein Kollege mit aufmerksameren Eltern zum Chef gegangen wäre und ihn damit konfrontiert hätte, dass er doch schließlich selbst angeboten habe, ihn in die neue Materie einzuarbeiten, war dieser Patient der festen Überzeugung, alles sei seine Schuld.

Kinder neigen dazu, sich für alles Schlimme, das ihnen widerfährt, die Schuld zu geben. Sie fühlen sich nicht nur schuldig, wenn sie bestraft worden sind, selbst wenn diese Strafe mehr einer Laune der Eltern als einem Fehlverhalten des Kindes entspringt. Sondern auch, wenn sich die Eltern trennen, wenn ein Familienangehöriger krank wird oder stirbt. Der Grund hierfür ist nicht ganz einfach zu verstehen. Selbst für einen Erwachsenen ist es schwer, manchmal sogar beinahe nicht auszuhalten, wenn jemand stirbt, den er liebt, oder wenn er verlassen wird. Für ein Kind ist das noch ungleich schwerer. Da greifen dann Schutzmechanismen, die – oft auf nahezu rührende Weise – versuchen, das psychische Gleichgewicht zu bewahren.

Für Kinder ist die Welt sehr unberechenbar, und sie fühlen sich oft machtlos. Für sie ist es unerträglich, zu erleben, dass schreckliche Dinge geschehen können und dass sie absolut nichts dagegen tun können. Da ist es, so seltsam es klingt, noch leichter zu ertragen, wenn sie sich sagen: *Ich bin schuld, dass die Eltern sich getrennt haben, weil ich so ein böses Kind bin. Das haben sie mir ja auch manchmal gesagt. Wenn ich mir jetzt Mühe gebe, kommt alles wieder in Ordnung.*

Auch für Kinder in sehr ungedeihlichen Familien funktioniert das. Ihnen helfen Gedanken wie: *Ich werde oft geschlagen und schlecht behandelt, ich muss mich nur anstrengen, den El-*

tern keinen Anlass mehr zu bieten, dann werden wir eine ganz normale Familie sein.

Dieses Konzept bietet zumindest die Hoffnung auf einen Ausweg aus der Misere. Man kann damit leichter leben als mit der Wahrheit: Ich habe das Pech, in einem Irrenhaus zu leben, und ich bin hier gefangen, bis ich achtzehn bin.

Ganz zu schweigen davon, dass es bedeuten würde, zu erkennen, dass man Eltern hat, die nicht imstande sind, ihr Kind zu schützen. Sondern dass man sich in der Gewalt von Menschen befindet, die inkompetent und schlimmstenfalls sogar unberechenbar sind.

Wie kann Ihnen dieses Wissen dabei helfen, kleinere depressive Fleckchen zu bekämpfen, die noch nicht unbedingt der Behandlung bedürfen?

Versuchen Sie, wenn Sie sich abends ausgesprochen mies fühlen, wenn Sie fest davon überzeugt sind, Sie seien absolut unfähig, dies als ein Zeichen zu nehmen. Nicht dafür, dass Sie nichts taugen, sondern dafür, dass in einem Kontakt etwas schiefgelaufen ist. Und zwar zu Ihren Ungunsten.

Wie alles bedarf auch das der Übung und ist nicht von heute auf morgen gelernt.

Überlegen Sie einmal nicht: Was habe ich wieder verkehrt gemacht? Sondern: Wer hat mich heute verletzt?

Wenn Sie sich nach einem Kontakt, mit wem auch immer, mies, hässlich, unfähig oder was auch immer finden, dann liegt das nicht daran, dass Sie mies, hässlich oder unfähig sind. Sondern daran, dass mit dem Kontakt etwas nicht in Ordnung ist. Es ist etwas geschehen, das alte Wunden aufgerissen hat.

Und Sie haben versucht, die Wunden auf die Weise zu versorgen, die früher funktioniert hat. Mit der Methode: *Ich bin schuld.*

Für ein Kind funktioniert sie – zumindest besser, als sich völlig allein und ausgeliefert zu fühlen. Für einen Erwachsenen funktioniert sie nicht. Sie führt im Gegenteil schlimmstenfalls mitten in eine Depression.

Wenn Sie also wissen, dass Sie dazu neigen, sich für alles selbst die Schuld zu geben, lernen Sie, genauer hinzuschauen, was geschehen ist. Und wahrscheinlich werden Sie unter dem Haufen mieser Gefühle einen dicken Klumpen Wut entdecken. Ihn auf seine Umwelt zu richten, macht auch nicht glücklich und bringt einen schlimmstenfalls ins Gefängnis. Aber hören Sie auf, die Wut gegen sich selbst zu richten.

Nach der Abteilung »Vorsorge und kleinere Reparaturen« kommen wir jetzt wieder zu Beschwerden, die sich nicht so einfach mit Sport, Spiel und Schlaf vertreiben lassen. Im nächsten Kapitel werde ich Ihnen erklären, was Sie tun müssen, wenn es bei Ihnen einmal brennt und Sie überlegen, ob vielleicht eine Psychotherapie ansteht.

KAPITEL 5

WENN'S BRENNT

Wann ist es bei mir so weit?

Haben Sie sich schon einmal die Frage gestellt, woran Sie merken, dass es gut wäre, einen Zahnarzt aufzusuchen? Wahrscheinlich nicht. Sie gehen zum Zahnarzt, wenn Sie Zahnschmerzen haben. Fertig. Vielleicht gehen Sie sogar regelmäßig zur Kontrolle dorthin.

Im Bereich der Psychotherapie sind wir noch weit von solcher Normalität entfernt. Häufig vergehen viele Jahre, bis eine behandlungsbedürftige psychische Erkrankung bei dem Psychotherapeuten oder Facharzt landet, wo sie hingehört.

Noch wird dem Zustand der Psyche bei Weitem nicht die gleiche Aufmerksamkeit gewidmet wie dem der Zähne. Stellen Sie sich vor, es gäbe das Angebot der Krankenkassen, ein- oder zweimal im Jahr zu einem Psychotherapeuten zu gehen und ihn kurz – Bitte weiiit aufmachen! – in ihr Leben gucken zu lassen. Er würde Sie fragen, wie zufrieden Sie in Ihrem Beruf sind, in der Partnerschaft, mit der Familie, wo Sie gern etwas verändern würden und wo Sie sich möglicherweise gefährdet fühlen, beispielsweise durch Süchte. Und danach könnten Sie entweder fröhlich verkünden: »Er hat überhaupt nicht gebohrt!«, oder Sie könnten sich dazu entschließen, ein paar Stündchen lang einer beginnenden seelischen Karies vorzubeugen. Vielleicht gäbe es sogar Bonuspunkte von der Krankenkasse dafür.

Nein, diese Vision ist kein Arbeitsbeschaffungsprogramm für Psychotherapeuten. Wie Sie gleich feststellen werden, haben wir mehr als genug zu tun. Wir fänden es nur schön, wenn Menschen nicht ewig leiden müssten, bevor sie zu uns kommen.

Vor allem die Hausärzte würde das gewiss stark entlasten. Man geht davon aus, dass ein Viertel aller Patienten, die in ärztlichen Wartezimmern sitzen, nicht körperliche, sondern psychische Probleme haben. Zudem hätten die Psychovorsorgeuntersuchungen den Effekt, dass die Menschen die Angst vor dem Psychotherapeuten verlieren. So wie die, die regelmäßig zur Kontrolle zum Zahnarzt gehen, keine Angst mehr vor der Frau oder dem Mann mit dem Bohrer haben. Naja, nicht mehr ganz so viel Angst zumindest.

Aber woran merkt man denn nun, dass es gut wäre, eine Psychotherapie anzufangen? Eigentlich zeigt die Frage schon, dass das Verhältnis vieler Menschen zum Psychotherapeuten ein – gelinde gesagt – ausbaufähiges ist.

Klar, die Unsicherheit, wann der richtige Zeitpunkt ist, die besteht immer. Man rennt schließlich auch nicht gleich zum Arzt, wenn es mal für eine Zehntelsekunde irgendwo gekniffen hat. Es sei denn, man ist praktizierender Hypochonder.

Und man geht auch nicht jedes Mal zum Zahnarzt, wenn ein Zahn kurz wehtut. Man kann aber auch warten, bis alle Zähne rausgefault sind und kann sich deshalb besonders cool finden, weil man kein Weichei ist, das bei jeder Kleinigkeit zum Doktor rennt.

Jeder hat mal einen schlechten Tag. Jeder hat auch mal ein paar schlechte Tage hintereinander. Jeder hat mal Selbstzweifel, und das ist auch gut so. Bedenklich wird es, wenn Sie ohne erkennbaren Anlass über längere Zeit, sagen wir über mehrere Wochen oder gar Monate, in Ihrem Lebensgefühl beeinträchtigt sind. Wenn Sie das Lachen verlernt haben. Wenn Sie selbst in netter Gesellschaft nicht abschalten können von düsteren Gedanken. Wenn Ängste oder Zwänge Sie so einschränken, dass Sie Ihres Lebens nicht mehr froh werden. Wenn Ihr Selbstwertgefühl nicht nur am Boden ist, sondern irgendwo in der Kanalisation herumschleicht.

Meist sind es dann nicht einmal die Patienten selbst, die auf die Idee kommen, sich einen Psychotherapeuten zu suchen, sondern es sind ihre Mitmenschen, die ihnen dringend anraten, den Schritt zu tun. Und selbst dann wird oft noch lange getrödelt. Ich habe noch keinen Patienten erlebt, der zu früh zu mir kam.

Aber natürlich gibt es die Schlaumeier, die meinen, die meisten Leute würden doch allein mit ihren Krisen fertig und brauchten keinen Psychotherapeuten.

Ich habe nie verstanden, warum es bei psychischen Erkrankungen so ehrenhaft sein soll, sie allein zu bewältigen. Und warum es als Niederlage empfunden wird, wenn man dabei Hilfe in Anspruch nimmt. Viele meiner Patienten erzählen mir, wie lange sie versucht haben, mit ihren Beschwerden allein klarzukommen. Und dass sie sich dafür schämen, nun kapituliert zu haben und sich in psychotherapeutische Behandlung begeben zu müssen. Diese Aussage bringt mich regelmäßig dazu, innerlich zu seufzen. Wenn ich einen schlechten Tag habe, denke ich dann auch gern mal eine Viertelsekunde darüber nach, ob mein Leben nicht angenehmer wäre, wenn ich auf Floristin umsatteln würde.

Egal, welchen Beruf Sie erlernt haben, sei es Chirurg oder Kernphysikerin: Wie würde es Ihnen gefallen, wenn tagein, tagaus Menschen zu Ihnen kämen, die Ihnen mit hängenden Schultern und gesenktem Blick erzählen, sie hätten jahrelang vergebens versucht, sich selbst die Gallenblase zu entfernen oder zumindest im Keller einen kleinen Fusionsreaktor zusammenzustoppeln? Und es sei ihnen entsetzlich peinlich, dass sie gescheitert seien? Auch ein Kfz-Mechaniker würde dem Kunden nicht unbedingt vor Begeisterung auf die Schulter klopfen, der ewig verbissen versucht hat, ein Loch im Kühler zu reparieren und dabei alles nur noch schlimmer gemacht hat.

Gut, bei Jürgen von der Lippe war vor vielen Jahren einmal ein Mann im Studio, der Zahnbehandlungen bei sich selbst mit der Schlagbohrmaschine vornahm und sehr zufrieden mit dem Ergebnis war. Aber Sie wissen, was ich meine.

Jedenfalls würden der Chirurg, die Kernphysikerin und der Kfz-Mechaniker innerlich seufzen und daran denken, auf Floristin umzuschulen. Oder zumindest denken: Und warum bist du nicht einfach auf die Idee gekommen, damit zu einem Fachmann zu gehen?

Nach all den Jahren habe ich tatsächlich noch immer nicht verstanden, warum es so schrecklich peinlich ist, wenn es einem nicht gelingt, die eigene Psyche auf dem Küchentisch mit Schraubenzieher und Heftpflaster zu reparieren.

Ein bisschen habe ich den Verdacht, es handelt sich dabei um einen eher unerwachsenen Teil, der wie ein Zweijähriger mit dem Fuß aufstampft, wenn man versucht, ihm beim Jackenanziehen zu helfen, und der brüllt: »Kann schon 'leine!«

Gesetzt den Fall, es ist einem endlich gelungen, sich gegen die äußeren und inneren Stimmen durchzusetzen, die einem einreden wollen, man müsse das doch selbst in den Griff kriegen oder es werde bestimmt demnächst wieder besser, stellt sich als Nächstes die Frage, wie man denn einen Psychotherapeuten findet.

Tatsächlich kommen die meisten Patienten über ihren Hausarzt, ihren Internisten oder ihre Gynäkologin zu mir. Manche kommen über Freunde, die sich das Elend nicht länger mit ansehen wollen und die entweder selbst schon einmal eine Psychotherapie gemacht haben oder die einen kennen, der einmal eine gemacht hat und zufrieden damit war. Manche Patienten kommen über die Gelben Seiten oder übers Internet.

Gut, jetzt wissen Sie, wie man einen Psychotherapeuten findet. Aber Sie wollen ja nicht irgendeinen finden, sondern den richtigen. Sie haben eine Empfehlung von Ihrem Hausarzt oder von einer Freundin, die ihnen einen ganz bestimmten Psychotherapeuten genannt haben. Falls Sie lediglich eine Psychotherapeutenliste Ihrer Krankenkasse haben oder einfach nur in den Gelben Seiten unter »Psychotherapie« nachgeschaut haben, haben Sie jetzt die Qual der Wahl.

Ob ein Therapeut für Sie der geeignete ist, werden Sie so oder so erst dann wissen, wenn Sie ihn kennengelernt haben. Selbst dann, wenn man Ihnen jemanden empfohlen hat, ist das noch keine Garantie dafür, dass Sie mit dem Betreffenden gut zurechtkommen. Auch bei Bäckern, Friseuren und Ärzten muss man ja oft ein wenig herumsuchen, bis man einen gefunden hat, dessen Brötchen nach Brötchen schmecken, der hinten nicht immer so kurz schneidet und der sich nicht nur mit seinem Computer unterhält.

Vielleicht haben Sie das Gefühl, Sie können nur zu dem Therapeuten gehen, bei dem Ihre Freundin in Behandlung war. Sie war so begeistert von ihm, dass Sie unbedingt auch dorthin wollen. Bevor Sie zu einem anderen gehen, lassen Sie es lieber bleiben. In diesem Fall tut der betreffende Therapeut gut daran, Ihnen keinen Therapieplatz anzubieten. Entweder es geht Ihnen schlecht und Sie brauchen Hilfe – oder nicht.

Ich erwähne das deshalb, weil es tatsächlich oft vorkommt, dass Patienten weniger Angst haben, zu einem Therapeuten zu gehen, den die Freundin schon vorgetestet hat. Ein wenig Angst schadet aber nicht, um die Sache – und sich selbst – wirklich ernst zu nehmen. Auch wenn ich mir hier einen Wolf schreibe, um Ihnen die Furcht vorm Psychotherapeuten zu nehmen – etwas anderes als der Besuch bei der Kosmetikerin ist es schon.

Außerdem – sich einen Therapeuten zu teilen wird spätestens dann schwierig, wenn die beiden Patienten sich in die Wolle geraten und jeder in der Therapie seine Version schil-

dert. Der arme Therapeut sitzt dann dabei, durch seine Schweigepflicht gebunden, und darf nicht einmal sagen, woran es
seines Erachtens liegt, dass die beiden sich fetzen. Um solche
Situationen zu vermeiden, ist es ihm beispielsweise ausdrücklich untersagt, verschiedene Mitglieder einer Familie gleichzeitig zu behandeln. Das gilt allerdings nur für Therapeuten,
die mit einzelnen Erwachsenen arbeiten, nicht für Kinder-,
Paar- oder Familientherapeuten.

Wenn Sie keine Empfehlung für einen bestimmten Therapeuten haben, rate ich Ihnen, den Sonntagstrick anzuwenden.
Nehmen Sie die Gelben Seiten oder Ihre Liste, warten Sie den
nächsten Sonntag ab und rufen in den Praxen an. Dann, wenn
keine Gefahr besteht, dass sich jemand meldet – außer dem
Anrufbeantworter. Zum einen können Sie so in aller Ruhe
feststellen, ob Ihnen die Stimme des Therapeuten sympathisch
ist. Dieser Tipp ist ein wenig unfair gegenüber den Kollegen,
die wunderbare Therapeuten sind, aber auf dem Anrufbeantworter nicht optimal rüberkommen. Aber für viele Patienten
ist das ein wichtiger erster Schritt der Annäherung. Außerdem
erfahren Sie auf diese Weise meist auch, wann der Therapeut
persönlich erreichbar ist. Oft ist das nur eine Stunde in der
Woche oder sogar nur eine halbe. Während sie in Behandlungen sind, gehen Therapeuten normalerweise nicht ans Telefon.
Falls Ihrer das tut und Sie es in Ordnung finden – von mir aus,
das geht mich nichts an. Mich würde das als Patientin allerdings stören. Es ist schwer, sich auf etwas zu konzentrieren,
über das sich eh schon nicht leicht reden lässt, wenn man dazu
noch befürchten muss, dass jederzeit das Telefon klingeln
kann und jemand dem Therapeuten eine Viertelstunde lang

ausführlich erklärt, warum er in der nächsten Woche keine Zeit hat. Davon abgesehen geht das von Ihrer kostbaren Therapiezeit ab.

Weil Patient und Therapeut während der Sitzungen nicht gestört werden wollen, sollten Sie auch einen Termin telefonisch vereinbaren und nicht einfach in die Praxis kommen. Selbst wenn Sie gerade in der Nähe sind. Schreiben Sie sich also auf, wann der Therapeut telefonisch erreichbar ist. Und dann packen Sie Ihren Mut zusammen und rufen Sie tatsächlich an. Ja, das ist der schwerste Schritt, ich weiß.

An dieser Stelle lauert leider möglicherweise auch der heftigste Schock auf Sie. Es sei denn, sie wohnen in einer Groß- oder Universitätsstadt, wo die Therapeutendichte ebenso wie die Arztdichte meist etwas größer ist. Kein Wunder. Man studiert irgendwo Medizin oder Psychologie, lernt dabei den Mann oder die Frau fürs Leben kennen, findet Freunde, eine schöne Wohnung und beginnt mit der Vermehrung. Da fällt es einem schwer, wieder von dort wegzugehen. Darum knäulen sich die Akademiker in Universitätsstädten, auch wenn sie mit der Uni schon lange nichts mehr zu tun haben.

Sollten Sie jedoch außerhalb solcher Ballungszentren leben, wird der Psychotherapeut Ihnen wahrscheinlich sagen, dass er erst in einigen Monaten Zeit für Sie hat. Das ist der Punkt, an dem viele frustriert die Flinte ins Korn werfen.

Was soll das denn? Sie benötigen jetzt Hilfe, jetzt, wo Sie sich schon einmal dazu durchgerungen haben. Nicht in einem viertel oder gar erst in einem halben Jahr!

Diese Enttäuschung ist mehr als verständlich. Leider gibt es jedoch einen größeren Bedarf für Psychotherapie, als an Zulassungen ausgesprochen wird. Und darüber dürfen wir uns nicht einmal beklagen, denn, wie erwähnt, in sehr vielen Ländern gehört Psychotherapie nicht zum Leistungskatalog der Krankenkassen. So es dort überhaupt Krankenkassen gibt. Und selbst bei uns ist die psychotherapeutische Versorgung in der jetzigen Form erst seit gut zehn Jahren gesetzlich geregelt.

Wer nicht warten möchte, muss sich an eine Psychologische Beratungsstelle wenden, wo man mitunter sogar während der Öffnungszeiten spontan vorbeikommen kann. Es gibt sie in jeder größeren Stadt.

Wem die Termine in einer Beratungsstelle nicht ausreichen, weil es ihm einfach zu schlecht geht, wer akut und schwer psychisch erkrankt ist, ist kein Patient für eine ambulante Behandlung. Er ist besser bei einem Psychiater aufgehoben oder vorübergehend in einer Klinik. Das ist nichts Ehrenrühriges, so wenig es jemandem peinlich sein muss, wenn der Arzt ihn ins Krankenhaus schickt, statt ihn selbst zu behandeln. Jedes Jahr verbringt mehr als ein halbes Prozent der Bevölkerung einige Zeit in einer psychiatrischen Klinik. Das erscheint nicht viel, aber wenn man es über mehrere Jahre oder Jahrzehnte hochrechnet, kommt da schon ein ordentlicher Prozentsatz zusammen.

Und weil wir gerade bei den Statistiken sind: Jeder Dritte hat schon einmal an einer psychischen Erkrankung gelitten oder leidet noch daran. Etwa zehn Prozent der Bevölkerung sucht jedes Jahr wegen psychischer Probleme den Hausarzt auf, etwa fünf Prozent Fachärzte und Psychotherapeuten. Auch das summiert sich über die Jahre.

Sie haben also gerade die schockierende Nachricht erhalten, dass Sie erst in ein paar Monaten einen Therapieplatz bekommen können. Jetzt dürfen Sie keinen Fehler machen.

Einfach aufzulegen und sich hinterher noch mieser zu fühlen wäre jedenfalls ein grober Schnitzer. Ich habe schon einige Patienten gehabt, die an dieser Stelle den Mut verloren haben und sich ein halbes Jahr später am liebsten in den Allerwertesten gebissen hätten. Festzustellen, die Probleme sind noch da, zu wissen, man hätte jetzt anfangen können, und einsehen zu müssen, man hat's vergeigt – das ist nicht schön.

Legen Sie also nicht auf, sondern fragen Sie den Therapeuten, ob er eine Warteliste führt und ob er Sie auf diese Liste setzen kann. Das kostet nichts. Es gibt also nicht den mindesten Grund, es nicht zu tun. Sie können sich auch bei mehreren Therapeuten auf die Liste setzen lassen und sehen, wer das Rennen macht. Wenn Sie dann einen Therapieplatz bekommen haben, teilen Sie das aber bitte den anderen Therapeuten mit, auf deren Listen Sie stehen. Das können Sie dann ja auch gern wieder sonntags tun. Sonst haben alle Therapeuten bald nur noch Wartelisten mit Karteileichen. Und Patienten, die anrufen, bekommen zu hören, der nächste Platz sei erst in zwölf Jahren frei.

Falls Sie auf absehbare Zeit halbtags oder Schicht arbeiten, einen Tag in der Woche freihaben oder gar zeitlich total flexibel sind, vergessen Sie das bei Ihrem ersten Anruf bloß nicht zu erwähnen. Es kann Ihre Chancen auf einen baldigen Therapieplatz enorm vergrößern.

Fragen Sie den Therapeuten, ob er Ihnen zumindest schon einmal einen Termin zum Kennenlernen anbieten kann. Danach können Sie immer noch entscheiden, ob Sie sich bei ihm auf die Warteliste setzen lassen wollen oder ob Sie lieber weitersuchen möchten.

Die nächsten Schritte

Jetzt sind wir schon ein ganzes Stück weiter. Sie haben bei einem Psychotherapeuten angerufen, und Sie haben einen ersten Termin dort, zum gegenseitigen Beschnuppern. Schauen wir mal, woran Sie noch denken müssen, bevor Sie sich auf den Weg machen.

Was braucht der Therapeut von Ihnen?

Für die kassenzugelassenen Psychotherapeuten, also die, auf deren Schild »Psychologischer Psychotherapeut« oder »Ärztlicher Psychotherapeut« steht, gilt das sogenannte Erstzugangsrecht. Das heißt, Sie können dort einen Termin ausmachen, ohne eine Überweisung Ihres Hausarztes zu haben.

Eigentlich. Jetzt wird es wieder kompliziert.

Falls Sie in dem betreffenden Quartal noch nicht beim Hausarzt waren, legen Sie beim Psychotherapeuten Ihre Versichertenkarte vor, zahlen 10 Euro und erhalten dafür eine Quittung. Falls Sie in diesem Quartal noch einmal zu Ihrem Hausarzt müssen oder Überweisungen zu anderen Ärzten von ihm brauchen, legen Sie dem Hausarzt diese Quittung vor, dann darf er nicht noch einmal abkassieren.

Überweisungen zu anderen Facharzten kann ein Psychologischer Psychotherapeut nicht ausstellen, weil er kein Arzt ist. Er kann darum auch nicht darüber befinden, ob Ihre Bauchschmerzen völlig harmlos sind, ob Sie damit am besten zu einem Gynäkologen gehen (falls Sie eine Frau sind, so viel können meistens sogar wir Therapeuten erkennen), oder zu einem Internisten. Das alles können wir, wie gesagt, nicht entscheiden. Wir sind für eine andere Sorte von Innereien zuständig.

Falls Sie in diesem Quartal schon einmal beim Hausarzt waren, lassen Sie sich von ihm eine Überweisung zum Psychotherapeuten ausstellen. Eine Diagnose ist auf dem Überweisungsschein nicht erforderlich. Ihr Hausarzt braucht sich da also nicht zu verrenken. Es ist uns lieber, er schreibt gar nichts hin, als dass er Ihnen etwas andichtet, das Sie gar nicht haben. Die Überweisung dient lediglich dazu, nachzuweisen, dass Sie schon die Praxisgebühr bezahlt haben.

Das gleiche Vorgehen gilt auch für alle folgenden Quartale, in denen Sie in psychotherapeutischer Behandlung sind. Sie waren noch nicht beim Hausarzt: 10 Euro plus Versichertenkärtchen. Sie waren schon beim Hausarzt: Überweisung plus Versichertenkärtchen.

Das gilt zumindest so lange, bis die Krankenkassen sich wieder etwas Neues ausgedacht haben. In ein paar Jahren werden wir voll Nostalgie an die Zeiten zurückdenken, als ein Dutzend und mehr Kärtchen aller Art unser Portemonnaie ausgebeult hatte. Vielleicht bekommen wir dann alle kurz nach der Geburt, wie manche Hauskatzen heute schon, einen Chip implantiert. Der Arzt, der Psychotherapeut oder die Supermarktkassiererin gehen kurz mit dem Scanner drüber, und das war's dann.

Rein theoretisch braucht Ihr Hausarzt übrigens gar nicht zu wissen, dass Sie eine Psychotherapie machen. Wenn Ihnen das unangenehm ist oder Ihr Hausarzt seltsam darauf reagiert, wenn jemand das Wort Psychotherapie ausspricht, müssen Sie in den sauren Apfel beißen, auf die Überweisung verzichten und die 10 Euro in jedem Quartal beim Psychotherapeuten noch einmal bezahlen. Andererseits – warum sollte man verschweigen, dass man eine Psychotherapie macht? Sie sind wie gesagt nicht auf die Zustimmung Ihres Hausarztes angewiesen.

Für einige meiner Patienten war die skeptische Reaktion des Hausarztes auf ihre Ankündigung, sie wollten eine Psychotherapie machen, ein Grund, darauf zu verzichten. Nein, nicht auf die Psychotherapie. Auf diesen Arzt.

Sie sind Kassenpatient? Nicht privat versichert? Oje, das ist aber doof. Häufig zumindest. Nicht so bei der Psychotherapie. Hier ist es allenfalls für die privat Versicherten manchmal schwierig mit der Kostenübernahme durch die Kasse. Viele privat versicherten Patienten haben beim Abschluss ihrer Krankenversicherung nicht darauf geachtet, einen Tarif zu wählen, in dem auch Psychotherapie einigermaßen großzügig erstattet wird. Wenn Sie privat versichert sind, erkundigen Sie sich an dieser Stelle, wie es bei Ihrer Kasse und für Ihren Tarif aussieht. Die Kassenpatienten hingegen können sich ausnahmsweise freuen. Sie leben in einem Land, in dem die Kassen eingesehen haben, dass Patienten, die eine Psychotherapie gemacht haben, in Zukunft seltener krank werden und deshalb in anderen Bereichen weniger Kosten verursachen.

Stimmt die Chemie?

Jetzt können Sie sich tatsächlich auf den Weg machen. Seien Sie pünktlich, der Therapeut ist es auch.

Vielleicht haben Sie ein komisches Gefühl, wenn Sie auf den Klingelknopf drücken, und schauen sich verstohlen um, ob Sie auch niemand gesehen hat. So, wie es vielen Menschen peinlich ist, beim Betreten eines Sexshops beobachtet zu werden. Hoffentlich sieht Sie jetzt keiner und denkt: »Oh, das ist jemand, der Probleme hat!«

Atmen Sie tief durch und seien Sie stolz auf sich. Sie gehören zu den Tapferen, die es zumindest schon einmal bis hierher geschafft haben. Nehmen Sie die Papiertüte ab, die Sie sich über den Kopf gestülpt haben, lächeln Sie Vorbeigehende freundlich an und denken Sie sich: *Du armes Ding, du hast noch einen langen Weg vor dir.* Und ein halbes Jahr Wartezeit.

Natürlich wird der Psychotherapeut oder die Psychotherapeutin völlig anders aussehen, als Sie es erwartet haben. Das ist ja immer so.

Dieser allererste Moment des Kennenlernens ist auch für mich etwas ganz Besonderes, etwas, das ich auch nach vielen Jahren noch immer aufregend finde. Da kommt jemand die Treppe hoch, den ich über einige Zeit (eventuell sogar ziemlich lange) häufiger sehen werde als meine beste Freundin, und über den ich vielleicht mehr erfahren werde als dessen beste Freundin.

Was in der ersten Sitzung auf Sie zukommen kann, wissen Sie ja nun schon so ungefähr, wenn es sich je nach persönlicher Arbeitsweise des Therapeuten auch immer ein bisschen anders gestalten wird. Und dass Sie dabei nichts verkehrt machen können, wissen Sie auch. Ein flaues Gefühl im Magen, das sich ein bisschen wie Angst anfühlt, ist völlig in Ordnung. Es ist lediglich ein Zeichen dafür, dass die Bewohner Ihres Seelenhäuschens Habtachtstellung eingenommen haben, weil sie ahnen, dass sich demnächst etwas ändern wird, und weil sie noch nicht ganz wissen, was sie davon halten sollen. Im Gegenteil, wer völlig locker und entspannt beim Therapeuten einläuft, hat vielleicht noch nicht so ganz die nötige Behandlungsreife. Und der Therapeut wird den kostbaren Therapieplatz eventuell lieber jemandem geben, der ihn wirklich nötig braucht. Das flaue Gefühl im Magen sollte sich normalerweise aber im Verlauf des Gesprächs etwas abmildern. Wenn nicht, müssen Sie noch einmal genauer hinschauen, woran das liegt.

Sollten Sie den Eindruck haben, der Therapeut ist mit dem, wie oder was Sie erzählen, nicht zufrieden, sollten Sie sich fragen, ob Sie auch sonst oft das Gefühl haben, andere könnten Sie doof finden. Dann liegt die Ursache vielleicht daran, dass Sie besonders kritisch mit sich selbst sind, und es ist nicht verkehrt, dass Sie hier sitzen.

Auch wenn der Therapeut Sie beispielsweise auf Widersprüchlichkeiten hinweist, sollte das sachlich und respektvoll geschehen. Haben Sie hingegen den Eindruck, er sei verständnislos oder kritisiere Sie sogar, wäre es vielleicht besser, noch einen anderen aufzusuchen. Wenn Ihnen das allerdings bei allen Therapeuten so geht, liegt das Problem möglicherweise doch eher bei Ihnen. Fragen Sie dann eine Freundin, ob Sie meint, dass Sie ein überkritischer Mensch sind. Falls Sie jedoch so überkritisch sind, dass Sie auch schon alle Freunde vergrault haben – dann fällt mir auch nichts mehr ein.

Dass der Therapeut Sie nicht mag, ist unwahrscheinlich. Meist hat ein Therapeut mehr Verständnis für einen Patienten als der für sich selbst. Außerdem muss kein Therapeut mit einem Patienten arbeiten, der ihm unsympathisch ist. Sollte er merken, dass er für einen Hilfesuchenden kein Verständnis aufbringen kann, wird er ihm keinen Therapieplatz anbieten.

Wenn der Therapeut, bei dem Sie zum Vorgespräch waren, Ihnen wirklich keinen Therapieplatz anbieten kann, wird das jedoch wahrscheinlich andere Ursachen haben. Er kann Sie sympathisch finden und dennoch der Meinung sein, dass Sie mit Ihrer speziellen Problematik woanders besser aufgehoben sind.

Vielleicht kommen Sie auch mit einem Problem, mit dem er normalerweise arbeiten würde, mit dem er nur zurzeit nicht arbeiten möchte. Wenn ein Therapeut gerade herausgefunden hat, dass seine Ehefrau eine Affäre hat, wird er zu diesem Zeitpunkt vielleicht nicht einen Patienten behandeln wollen, der eine Liebelei mit einer verheirateten Frau hat. Und der sich in den Sitzungen stundenlang ausmalt, wie schön es wäre, wenn die Geliebte sich endlich von ihrem langweiligen Ehemann trennt.

Ebenso, wie ein Therapeut, dessen Vater gerade eine Krebsdiagnose bekommen hat, wahrscheinlich erst einmal nicht mit Patienten arbeiten kann, die den Krebstod eines Angehörigen betrauern müssen. Therapeuten lernen, sich und den Patienten rechtzeitig vor solchen Therapiebeziehungen zu schützen, die niemandem guttun. Er wird nur solche Patienten annehmen, für die er wirklich offen sein kann.

Halt!, werden Sie jetzt vielleicht sagen. *Dem Therapeuten können doch nicht alle Patienten sympathisch sein?* Doch. Sympathisch sollten ihm alle seine Patienten sein, sonst sollte er sie nicht annehmen. Privat erlauben wir uns, auch einmal jemanden nicht sympathisch zu finden und kein Verständnis für ihn zu haben. Auch für eine Balletttänzerin ist es gut, wenn sie nach vielen Stunden hartem Training abends die Füße hochlegt.

Wenn wir uns in der Praxis aufhalten, nehmen wir eine andere Haltung ein als im Privatleben. Wir gehen davon aus, dass ein Mensch Gründe hat, so zu sein, wie er ist, und bemühen uns, so bald wie möglich zu begreifen, was ihn so hat werden lassen. Deshalb haben wir auch Verständnis für Menschen, die uns im Privatleben zu anstrengend wären, zu kühl oder zu aufgedreht. Wir begreifen es als Herausforderung, dafür zu sorgen, dass sie ein bisschen weniger anstrengend, kühl oder aufgedreht sind, also lernen, andere Eigenschaften als die an den Tag zu legen, die sie bisher in Schwierigkeiten gebracht haben.

Wenn uns ein Patient gegenübersitzt, ist es Arbeit. Wir sind hoch konzentriert, selbst wenn es nicht immer so aussieht. Auch wenn wir schon ein paar Minuten lang nichts mehr gesagt haben, sind wir innerlich nicht damit beschäftigt, uns eine Notiz zu machen, dass wir abends noch die Stiefel vom Schuster holen müssen und noch Brot fürs Abendessen brauchen.

Wenn wir uns tatsächlich einmal bei solchen Gedanken ertappen, fragen wir uns, warum unsere Aufmerksamkeit gerade wandert. Mitunter geschieht das zum Beispiel in Momenten, wo der Patient uns etwas Langweiliges erzählt, um von dem abzulenken, was er sich an Brisantem nicht zu erzählen traut. Dann ist es wichtiger, zusammen mit dem Patienten herauszufinden, woher seine Angst vor den aufregenderen Themen kommt, statt weiter den Einkaufszettel zu komplettieren. Selbst wenn das bedeutet, abends schon das Messer in der Butter zu haben und festzustellen, dass kein Brot da ist.

Allerdings ist, ich habe das schon einmal erwähnt, die therapeutische Beziehung eine völlig andere als die zu einem Nachbarn. Wenn der uns seine Lebensgeschichte zum hundertsten Mal erzählt hat, neigen wir dazu, ihm künftig aus dem Weg zu gehen. Oft deshalb, weil wir uns vieles verkneifen müssen, was uns zu seinen Geschichten einfällt, zum Beispiel: »Es wird schon einen Grund geben, warum Ihre Tochter Sie nicht mehr besuchen kommt.«

Der Psychotherapeut muss sich nichts verkneifen, im Gegenteil. Was der Patient in ihm auslöst, spricht er aus. Allerdings nicht verletzend, nicht als Selbstzweck, sondern so, dass es dem Patienten dienlich ist. Dass er am Ende der Behandlung mit weniger Symptomen und mit einem positiveren Lebensgefühl nach Hause gehen kann.

Dass der Therapeut Sie unsympathisch findet, sollte also nicht vorkommen. Aber was ist im umgekehrten Fall? Was ist, wenn Sie den Therapeuten unsympathisch finden? Naturlich kann es nicht darum gehen, sich den Therapeuten herauszusuchen, der Ihnen am ähnlichsten ist oder Ihnen am meisten nach dem Mund redet. Aber das Gefühl, dass Sie irgendwo mit ihm auf einer Wellenlänge sind, dass Sie ihm vertrauen können und sich gut aufgehoben fühlen, das sollte schon da sein. Unbedingt sogar.

Falls Sie beide sich also entschließen, es miteinander zu versuchen, wird der Therapeut Ihnen am Ende der ersten Sitzung erzählen, wie eine Therapie abläuft. Er wird Ihnen sagen, dass Sie sich in Zukunft einmal in der Woche sehen werden, außer, es handelt sich um eine Psychoanalyse, dann haben Sie möglicherweise mehrere Termine pro Woche. Die Sitzungen dauern in der Regel fünfzig Minuten.

Wahrscheinlich wird der Therapeut Ihnen sagen, dass Sie Termine, die Sie nicht rechtzeitig absagen, selbst zahlen müssen. Das ist üblich, da wir nicht einfach ins Wartezimmer gehen und den nächsten Patienten aufrufen können. Wenn ein Patient nicht kommt, bedeutet das für uns einen Verdienstausfall. Das Risiko in einem solchen Fall trägt der Patient, selbst wenn er die Absage nicht zu verantworten hat, weil ihm etwas dazwischengekommen oder er krank geworden ist.

Das klingt recht hart. Bedenken Sie aber, wie rar Therapieplätze sind. Ich vergleiche eine kurzfristig abgesagte Stunde mit dem Auftrag an einen Juwelier, den Namen der Liebsten in ein Schmuckstück zu gravieren. Sollte sich die Angebetete inzwischen vom Auftraggeber getrennt haben, wird der Juwelier trotzdem wünschen, dass das Schmuckstück bezahlt wird. Mit der Stunde ist es ähnlich. Wenn Sie erst kurz vorher absagen oder gar nicht, kann der Therapeut die Stunde (in die Ihr Name eingraviert war, sozusagen) nicht mehr anderweitig vergeben.

Die Sache hat, wie vieles von dem, was der Therapeut einigermaßen streng handhabt, den Sinn, die Zusammenarbeit reibungsloser zu gestalten. Es ist einfacher, eine kurzfristig abgesagte Stunde bezahlen zu müssen, als ein schlechtes Gewissen zu haben und sich vielleicht zu fragen, ob der Therapeut einem den angegebenen Grund abnimmt oder ob er glaubt, man habe schwänzen wollen.

Sie haben einen Psychotherapeuten gefunden, Sie haben ihn kennengelernt, Sie können sich vorstellen, miteinander zu arbeiten. Nun kann es also wirklich losgehen. Die erste Informationssitzung zahlt die Krankenkasse. Insgesamt wird der Therapeut Ihnen, falls Sie beide miteinander arbeiten wollen, eventuell bis zu fünf, bei einer Psychoanalyse bis zu acht sogenannte Probesitzungen anbieten. Auch die zahlt die Kasse. Danach ist allerdings Feierabend, und Sie müssen sich entscheiden. Sich auf Kosten der Kasse sämtliche Therapeuten der Stadt oder des Landkreises anzusehen funktioniert also nicht. Die Kasse zahlt kein Therapeutencasting. Erst jetzt muss der Therapeut einen Antrag bei der Krankenkasse stellen. Voraussetzung ist, dass der Psychotherapeut die Kassenzulassung hat und dass Sie behandlungsbedürftig sind.

Dieser Antrag wird in der Regel bewilligt werden, es sei denn, Sie haben innerhalb der letzten zwei Jahre bereits eine Psychotherapie gemacht. Und selbst dann wird er in Ausnahmefällen genehmigt werden, nämlich dann, wenn es Gründe gibt, die eine erneute Behandlung erforderlich machen.

Der Therapeut braucht nun außerdem einen kurzen Bericht von einem Ihrer behandelnden Ärzte, am besten vom Hausarzt, um sich ein Bild von Ihrer körperlichen Verfassung machen zu können. Er kann dann einschätzen, welche Ihrer Symptome vielleicht gar nicht mit psychischen Beschwerden zusammenhängen, sondern mit körperlichen. Dieses Ding nennt sich Konsiliarbericht. Der Psychotherapeut hat das Formular vorrätig und wird es Ihnen mitgeben.

Vor einigen Jahrzehnten war es noch so, dass manche Ärzte eine psychische Erkrankung nicht erkannt hätten, wenn sie vor ihnen gestanden und laut »Buh!« gerufen hätte. Mittlerweile sind solche Ärzte zum Glück selten geworden, und mit den meisten arbeiten wir wunderbar zusammen. Nur noch sehr vereinzelt findet man den Psychotherapeutenhasser vom guten alten Schlag.

Mein persönliches Highlight war der Hausarzt einer Patientin. Auf ihren Wunsch, er möge bitte den Konsiliarbericht ausfüllen, da sie eine Psychotherapie machen wolle, meinte er, davon halte er gar nichts. Die meisten Psychotherapeuten seien Hausfrauen oder ehemalige Friseurinnen, die in einem Hinterzimmer ihrer Wohnung sogenannte Psychotherapien anböten.

Da ich mit vielen Hausärzten sehr gut und fruchtbar zusammenarbeite und mitunter auch selbst einmal krank werde und auf sie angewiesen bin, habe ich es mir verkniffen, fortan zu behaupten, Hausärzte trügen häufig karierte Rüschenschürzen und träfen sich mit ihren Patienten in Baumhäusern.

Da es manchmal schwer ist, abzugrenzen, welche Symptome psychische und welche körperliche Ursachen haben, kann auch einmal jemand durchrutschen, der eigentlich eine körperliche Erkrankung hat, die von den Ärzten aber nicht als solche erkannt wurde. Ich habe eine Kollegin, die eine wahre Meisterin im Aufspüren solcher Dinge ist. Sie hat schon mehrere Patienten noch einmal zum Arzt geschickt mit dem Auftrag, es solle doch einmal auf dieses oder jenes untersucht werden, zum Beispiel auf Borreliose oder Zöliakie. Und? Bingo! Nix mit psychischer Erkrankung, auch wenn der Hausarzt das geglaubt hatte.

Die umgekehrte Situation ist jedoch um ein Vielfaches wahrscheinlicher. Wie bereits erwähnt gibt es viel mehr Menschen, die immer noch in Ärztewartezimmern sitzen, obwohl sie zum Psychotherapeuten gehören als umgekehrt.

Nach Ablauf der zunächst von der Krankenkasse genehmigten Sitzungen muss Ihr Therapeut einen Bericht an die Kasse schicken, zumindest, wenn Sie beide es für sinnvoll halten, weiter miteinander zu arbeiten und solange die Höchststundenzahl noch nicht erreicht ist.

Niemand von Ihrer Krankenkasse bekommt diesen Bericht zu sehen. Nicht einmal der Gutachter – der selbst Psychotherapeut irgendwo in Deutschland ist – erfährt, um wen es dabei geht. Er bekommt den Bericht in einem Umschlag, auf dem lediglich eine Chiffrenummer steht, behält ihn und teilt der Kasse daraufhin mit, ob die Weiterbehandlung genehmigt werden soll oder nicht. Der Bericht gelangt also nie in die Akten Ihrer Krankenkasse, sondern verstaubt – lediglich mit einer Nummer versehen – irgendwo im Aktenordner eines wildfremden Psychotherapeuten, der nie Ihren Namen erfährt. Und den Sie auch nie zu Gesicht bekommen.

Noch mal in der Kurzform: Die Kasse kennt Ihren Namen, aber nicht den Inhalt des Berichts. Der Gutachter kennt den Bericht, aber nicht Ihren Namen.

Geschenke und Privates

Mitunter, sei es zum Therapieende, sei es auch nur an Weihnachten – haben manche Patienten das Bedürfnis, dem Therapeuten etwas zu schenken. Ich widme mich diesem Thema etwas ausführlicher, weil es Anlass zu erheblichen Missverständnissen in der Therapie geben kann. Und das so kurz vor Toresschluss – das wollen wir doch vermeiden.

Ich habe einmal einige Zeit in einer Beratungsstelle gearbeitet. Zwischen den Sitzungen trafen die Therapeuten sich im Büro. Oft kamen junge Kollegen herein und riefen: »Schaut mal, was meine Patientin mir mitgebracht hat!« Voller Stolz zeigten sie gigantische Schachteln mit den köstlichsten Schokoladenkreationen. Und sie waren begreiflicherweise enttäuscht, wenn die erfahreneren Kollegen kaum von ihrer Tasse aufblickten und nur murmelten: »Schlechte Prognose. Ganz schlechte Prognose.«

Es gibt Patienten, die den Therapeuten mit Geschenken regelrecht überhäufen wollen. Meist sind das Menschen mit einem großen Liebesdefizit in ihrer Lebensgeschichte, die dem Irrtum erliegen, sie müssten ganz, ganz viel leisten, damit man sie mag. Leider auch oft dem Irrtum, man müsse sie doch einfach mögen, wenn sie so schöne Geschenke bringen. Und, damit es keine Missverständnisse gibt: Das mit der schlechten Prognose bezog sich auf die Behandlung, nicht auf den Patienten. Der Patient kann nichts verkehrt machen. Es wäre nur die Aufgabe des Therapeuten gewesen, mit ihm darüber zu sprechen, warum er glaubt, in Beziehungen stets in Vorleistung treten zu müssen.

Die wenigsten Therapeuten werden etwas gegen einen Blumenstrauß zum Abschied einzuwenden haben. Beim Blumentopf wird es schon wieder kompliziert. Falls der Therapeut bereits Zimmerpflanzen auf der Fensterbank stehen hat, ist das in Ordnung. Allerdings sollte es etwas Pflegeleichtes sein, damit es auch seinen Urlaub übersteht. Kein Therapeut hat Lust, im Urlaub jeden Tag in die Praxis zu kommen, um eine Pflanze zu betreuen, die ansonsten mit Selbstmord droht.

Schwierig wird es bei allem, was über einen Blumentopf hinausgeht. Wenn man dem Therapeuten etwas mitbringt, das er in seine Praxis stellen kann, sollte man sicher sein, seinen Geschmack zu kennen.

Der Therapeut wird nicht schlecht von den Patienten denken, die ihm keine Blumen mitbringen. Seine Sympathie haben sie schon. Seine Liebe zu erkaufen wird ihnen nicht gelingen. Die gehört seinem Partner oder seiner Partnerin, nicht den Patienten.

Diese Geschenkegeschichte ist etwas, mit dem jeder Therapeut feinfühlig umgehen muss und mit dem jeder unterschiedlich umgehen wird. Eine Grenze wird er spätestens dort setzen, wo es ins Private geht. Wenn der Patient ihm beispielsweise etwas mitbringt, das nicht für die Praxis, sondern für sein Zuhause bestimmt ist. So groß der Wunsch des Patienten sein mag, wichtig für den Therapeuten zu sein, so wichtig ist es für den Therapeuten, Berufliches und Privates voneinander zu trennen. Deshalb wird er solche Geschenke ablehnen, ebenso wie unangemessen teure Geschenke oder zu Persönliches.

Wie gesagt, mit einem Blumenstrauß macht der Patient nichts verkehrt, falls es ihm darum geht, seine Dankbarkeit zu zeigen. Sollte es ihm hingegen darum gehen, dass der Therapeut auch weiterhin an ihn denken soll, ist das wahrscheinlich keine so gute Idee. Wenn er jemanden haben will, der immer an ihn denkt, so muss er in seinem Privatleben dafür sorgen.

All das gilt nur für Patienten, die den Wunsch haben, ihrem Therapeuten ein Abschiedsgeschenk zu machen. Die meisten verspüren diesen Wunsch gar nicht, auch wenn sie sich wohlgefühlt haben und zufrieden mit dem Ergebnis der Behandlung sind. Der Therapeut wird sich eher irritiert fühlen, wenn er häufig Geschenke oder ein unangemessen großes Geschenk bekommt, als dadurch, dass man sich lediglich mit einem Händedruck verabschiedet.

Nun hat man sich also über Monate, vielleicht sogar Jahre, regelmäßig getroffen. Und nun soll das mit einem Mal zu Ende sein? Auch ich habe schon mit Patienten gearbeitet, mit denen, hätte man sich privat kennengelernt, durchaus eine Freundschaft hätte entstehen können. Weil diese Patienten den gleichen Geschmack, die gleiche Lebenseinstellung, die gleichen Interessen und den gleichen Humor wie ich hatten. Für die Arbeit macht es allerdings keinen Unterschied, wie ähnlich Patient und Therapeut sich sind. Nicht einmal für den Therapieerfolg.

Jeder Therapeut wird irgendwann einmal von einem Patienten am Ende der Therapie gefragt, ob man nicht zumindest einmal eine Tasse Kaffee miteinander trinken könnte. Wenn man als Therapeut noch jung und unerfahren ist und es einem schwerfällt, Nein zu sagen, ist man vielleicht geneigt, darauf einzugehen, um den Patienten nicht zu kränken.

Wenn man sich einmal trifft – warum nicht auch zweimal, oder öfter? Dahinter steckt wohl auch die Neugier des Patienten, zu sehen, wie der Therapeut denn »privat so ist«. Ein Treffen wird dazu sowieso nicht ausreichen, denn beim ersten Mal wird der Therapeut noch völlig in seiner Therapeutenrolle sein. Und er wird feststellen, dass das Ganze keine gute Idee war. Es kommt als Privatveranstaltung daher, ist aber eigentlich Arbeit. Und dann wird vielleicht tatsächlich eine private Beziehung aus der Sache. Zu jeder privaten Beziehung gehören auch Enttäuschungen. Die gehören auch zu einer Psychotherapie, aber dort können Sie bearbeitet und nutzbar gemacht werden.

Vielleicht finden Sie es auch gar nicht schlimm, dass der Therapeut nun nicht mehr nur auf Sie eingeht, sondern dass er auch etwas von sich erzählt.

Aber warum ist das wichtig? Haben Sie bei Ihrem Arzt den Wunsch, ihn auch einmal nackt zu sehen, nachdem er Sie schon mehrfach aufgefordert hat, sich frei zu machen? Gut, vielleicht ist Ihr Arzt besonders knackig und Sie können eine hübsche sexuelle Fantasie und die Realität auseinanderhalten. Aber normalerweise taucht dieser Gedanke nicht auf.

Woher also kommt der Wunsch, beim Psychotherapeuten hinter die Kulissen zu schauen? Schlimmstenfalls werden Sie das Gefühl haben, jemand, der schon zweimal verheiratet war, könne anderen gewiss keine guten Ratschläge geben, was Beziehungen betrifft, und Sie könnten der Meinung sein, alles, was Sie gelernt haben, sei eigentlich nichts wert.

Für den Beruf des Psychotherapeuten gilt das Gleiche wie für den eines Fußballtrainers. Der muss auch nicht der weltbeste Spieler gewesen sein, wenn er die weltbeste Mannschaft trainiert. Er muss nur wissen, wie es geht. Natürlich sollte man als Trainer auch über eine ausreichende körperliche Fitness verfügen.

Genauso gehört es für uns Psychotherapeuten dazu, dass wir auf unsere psychische Fitness achten. Perfekt sind wir dennoch nicht. Schon allein, weil wir nicht glauben, dass es uns glücklich machen würde, perfekt zu sein. Was auch immer das sein mag. Übertriebenen Perfektionismus überlassen wir unseren Patienten. Als Symptom, das es zu heilen gilt. Bevor jedoch die Patienten feststellen, dass wir nicht perfekt sind, und deshalb die ganze, bisher erfolgreiche Therapie anzweifeln, lassen wir das lieber bleiben mit der privaten Trefferei.

Was Sie von uns bekommen können, bekommen Sie in den Sitzungen. Nicht mehr. Aber auch nicht weniger, und davon wiederum mehr, als Sie sonst in der Welt bekommen können.

Und das ist doch auch was.

Wenn es bei anderen brennt

Zum Abschluss dieses Kapitels noch etwas für den Fall, dass es nicht bei Ihnen, sondern bei jemandem brennt, der Ihnen nahesteht. Dass man niemanden zwingen kann, eine Psychotherapie zu machen, wissen Sie. Aber was, wenn es jemandem so schlecht geht, dass Sie sich ernsthaft Sorgen um den Betreffenden machen?

Richtig ernst wird es spätestens dann, wenn eine Ihnen nahestehende Person selbstmordgefährdet ist. Spätestens jetzt sollten Sie Ihrer Sorge Ausdruck verleihen und darauf bestehen, dass Hilfe in Anspruch genommen wird.

Selbst wenn der andere sich in einem Zustand befindet, in dem er vernünftigen Argumenten nicht zugänglich ist, beispielsweise einer schweren Depression: Sie haben ein Recht, sich zu schützen! Immerhin ist ein Selbstmord etwas, das auf Angehörige und Freunde extrem traumatisierend wirkt.

Früher wurde häufig behauptet, jemand, der mit Selbstmord drohe, meine das nie ernst. Mittlerweile hat sich zum Glück herumgesprochen, dass das absoluter Nonsens ist. Wenn jemand also über Selbstmord spricht, müssen Sie darauf bestehen, dass die Person einen Psychotherapeuten oder einen Psychiater aufsucht. Fragen Sie immer wieder nach! Wenn dennoch nichts geschieht und Sie nicht mehr wissen, was Sie tun sollen, können Sie in der nächstgelegenen psychiatrischen Klinik anrufen und sich beraten lassen.

Und wenn die Sache noch akuter ist, wenn jemand beispielsweise das Haus verlässt und ankündigt, er werde sich jetzt umbringen, können Sie die Polizei rufen. Die Person wird dann – auch gegen ihren Willen – in die Psychiatrie eingeliefert werden. Sie müssen nicht entscheiden, wie ernst der Betreffende es gemeint hat mit seinen Selbstmordgedanken. Lassen Sie das die Fachleute entscheiden. Außerdem spielt es im Grunde genommen keine Rolle. Jemand, der an Selbstmord denkt, braucht auf alle Fälle Hilfe.

Möglicherweise klingt das für Sie hart. Aber es geht um Leben und Tod. Wenn der Betreffende die Verantwortung für sich nicht mehr tragen kann, müssen Sie etwas tun. Die Wahrscheinlichkeit, dass er Ihnen übelnimmt, dass Sie sich um ihn gesorgt haben, ist äußerst gering. Die Wahrscheinlichkeit, dass Sie sehr lange, wenn nicht gar ein Leben lang daran zu knabbern haben, wenn er sich umbringt, ist dagegen sehr hoch.

Jetzt atmen Sie erst einmal tief durch. Das war ein schwieriges Kapitel. Vielleicht brauchen Sie eine kleine Pause. Denn mit dem nächsten Thema kommen wir zu etwas völlig anderem. Nun wissen Sie schon eine ganze Menge über Psychotherapie. Darüber, was ein Psychotherapeut ist, wie es bei ihm aussieht, was er tut, und was Sie tun müssen, wenn Sie beschließen, sich in psychotherapeutische Behandlung zu begeben.

Vielleicht ist es mir auch gelungen, Sie ein wenig neugierig zu machen auf das, was sich in Ihrem eigenen Kellergeschoss abspielt. Und vielleicht haben Sie Lust, eine Methode zu erlernen, wie Sie dort einen Blick hineinwerfen können, auch wenn bei Ihnen gerade keine Psychotherapie ansteht. Dann folgen Sie mir zur Rolltreppe. Wir fahren hinab ins Kellergeschoss.

KAPITEL 6

MIT DER ROLLTREPPE INS KELLERGESCHOSS

Willkommen auf dem Königsweg

Um in Kontakt mit den weniger zugänglichen Bereichen unserer Psyche zu kommen, gibt es viele Möglichkeiten. Kunst ist eine davon. Jeder, der für sich selbst im stillen Kämmerlein malt, weiß, in welchem Maße seine Bilder eigene Stimmungen ausdrücken können und wie sie sich mit ihnen verändern. Für Menschen, die Gedichte oder Liedtexte schreiben, gilt das Gleiche.

Manche Patienten lernen während eines Kuraufenthaltes in einer psychosomatischen Klinik Kunsttherapie kennen. In einer Gruppe mit anderen Patienten malt jeder mit Pinsel oder Fingerfarben auf ein großes Blatt Papier, was ihm gerade in den Sinn kommt. Meine Patienten brachten mir mitunter diese Bilder mit und waren erstaunt und beeindruckt davon, was Therapeut und Mitpatienten der Klinik, die man eben erst kennengelernt hatte, an Themen herauslesen konnten. Jedes

Kind malt gern, doch so manchem wird irgendwann die Lust daran ausgetrieben, bis es schließlich selbst davon überzeugt ist, es könne gar nicht malen.

In diesem Kapitel werde ich eine andere Möglichkeit beschreiben, sich dem unbewussten Teil zu nähern, der in jedem von uns existiert. Im Gegensatz zum Malen geht es um etwas, von dem nun wirklich keiner behaupten kann, er tue es nicht. Es geht ums Träumen.

Sigmund Freud nannte die Beschäftigung mit Träumen den »Königsweg zum Unbewussten«, sozusagen die Rolltreppe, mit der man bequem und mühelos in die verborgenen Bereiche der Psyche gelangt. Ins Unbewusste.

In der tiefenpsychologischen und psychoanalytischen Psychotherapie wird häufig mit den Träumen der Patienten gearbeitet. Traumarbeit ist eine wunderbare Möglichkeit, herauszufinden, wo man steht, was gerade *wirklich* in einem los ist. Und eine Möglichkeit, zu entdecken, was lange verschüttet war, was aber dringend gebraucht wird, um sich gesund und komplett zu fühlen.

Wir machen diese Arbeit nicht mit allen Patienten. Bei manchen ergibt es sich nicht, andere behaupten, nie zu träumen, und bei einigen ist es einfach keine gute Idee. Das trifft auf Patienten zu, bei denen die Decke sowieso recht morsch ist, die das Kellergeschoss vom Rest des Hauses trennt, und die Schwierigkeiten haben, Fantasie und Realität auseinanderzuhalten. Diesen Menschen helfen wir eher dabei, den Boden unter ihren Füßen zu verstärken.

Die meisten Menschen jedoch halten ihr Unbewusstes streng abgeschirmt. Sie ahnen nicht einmal, dass sie eins besitzen, und halten das, was nachts über ihre innere Leinwand flimmert, für kompletten Humbug. Mit diesen Patienten arbeite ich am liebsten. Es macht mir ungeheuren Spaß, ihnen zu zeigen, dass das, was in ihrem tiefsten Inneren existiert, weder unsinniges Zeug ist noch etwas Unheimliches, von dem man sich am besten fernhält. Sondern vielmehr ihr gesündester Kern.

Mir tut es immer ein wenig weh, wenn Patienten sagen: Heute Nacht habe ich wieder einen Quatsch geträumt! Klar kann man mit den Nachrichten des Unbewussten so umgehen. Man kann auch Tag für Tag an den Briefkasten gehen und sämtliche Post ungeöffnet in den Müll werfen, ohne sie auch nur eines Blickes gewürdigt zu haben. Ebenso kann man alle Mails unbesehen löschen. Allerdings riskiert man dabei, dass neben allerlei Werbemüll und Spam auch eine Nachricht von lang verschollenen Freunden im Nirgendwo landet.

Man muss sich nicht mit seinen Träumen beschäftigen. Die wenigsten Leute tun es. Aber es lohnt sich. Und das Schöne ist: Spam ist nie dabei.

Träume haben eine eigene Sprache, deshalb sind sie scheinbar unverständlich. Das ist allerdings noch lange kein Grund, zu meinen, sie hätten keine Bedeutung. Wenn Sie einer Gruppe von Leuten begegnen, die sich in einer Ihnen unbekannten Sprache unterhalten, gehen Sie auch nicht davon aus, dass dort nur sinnlose Silben aneinandergereiht werden. Selbst wenn sich das für Ihre Ohren so anhört.

Herr Freud war der Meinung, Träume seien deshalb in einer unverständlichen Sprache verschlüsselt, weil ein innerer Zensor dafür sorgt, dass wir sie nicht verstehen. Und zwar geschehe das, weil es sich um Dinge handele, die uns unangenehm oder peinlich seien. Er ging davon aus, dass es sich bei dem, was der Zensor so mühsam vor uns verbirgt, nur um eines handeln könne: um blanken, reinen, unverfälschten Sex.

Zu seiner Zeit, als Sexualität tatsächlich noch weitestgehend tabuisiert war, hatten die Leute möglicherweise nachts wirklich nichts anderes zu tun, als von dem zu träumen, was sie sonst nicht tun durften. Heute glauben wir nicht mehr daran, dass alle Träume sich um Sex drehen. Vielmehr habe ich einmal mit einem Traum arbeiten dürfen, der sich vom äußeren Schein her als knallharter Porno präsentierte. Bei der Bearbeitung stellte sich dann allerdings heraus, dass das Thema des Traumes die anstrengende Arbeitsplatzsituation des Patienten war. Herr Freud hätte sich gewundert.

Ehrlich gesagt habe ich keine Ahnung, warum der Zensor trotzdem Nacht für Nacht seine Arbeit verrichtet und das, wovon wir träumen, in scheinbar unverständliches Zeug verwandelt. Einen Grund wird er dafür schon haben, und ich würde mich nicht wundern, wenn Hirnforscher irgendwann eine einleuchtende Erklärung finden. Vielleicht stellen sie fest, dass da gar kein Zensor sitzt, sondern dass es unserem Gehirn einfach Spaß macht, sich auf diese Weise auszudrücken, und dass es sich ein wenig darüber ärgert, dass wir zu dumm sind, unsere eigenen Bilder zu begreifen.

Tatsächlich kann man einem Traum von außen nicht ansehen, wovon er handelt. Die harmlosesten Träume können brisanten Inhalt verbergen, und die Furcht einflößendsten beruhigende und stärkende Botschaft bringen. Tatsächlich bergen

Albträume oftmals unter einem Äußeren, das einem die Haare zu Berge stehen lässt, überaus erfreuliche Überraschungen.

Ich habe den Eindruck, dass Albträume häufig dann auftauchen, wenn im Leben des Träumers etwas im Umschwung, wenn es gerade sehr aufregend ist und Herzklopfen verursacht. Nicht dann, wenn er ganz unten ist und es ihm schlecht geht. Dann wird er wahrscheinlich eher tröstende Träume haben. Wenn jemand Schreckliches erlebt hat, kommen die Erinnerungen daran im Traum meist erst zu einer Zeit, wenn sein Leben sich wieder beruhigt hat. Die Botschaft lautet dann: Glaube nicht, dass jetzt alles wieder gut ist. Hier drinnen befindet sich eine Wunde, die sich noch nicht geschlossen hat. Kümmere dich darum.

Vielleicht ist manchen Leuten die Träumerei unheimlich, weil sie fürchten, dabei mit Dingen in Kontakt zu geraten, von denen man besser die Finger lässt. Sie haben gehört, Menschen hätten im Traum einen Blick in die Zukunft getan oder gar den Tod ihnen nahestehender Personen vorausgesehen.

Ich kann nicht ausschließen, dass einige der Dinge, an die ich nicht glaube, dennoch existieren. Ich kann Ihnen nur versichern, dass die Beschäftigung mit Träumen, wie wir sie betreiben, Sie nicht in solche Regionen führen wird. In all den Jahren, in denen ich mich mit Träumen beschäftigt habe, ist mir noch kein einziger prophetischer Traum über den Weg gelaufen. Wenn ich davon erfahren habe, war es stets Hörensagen. Jemand hat jemandem erzählt, ihm sei zu ihrer Todesstunde die Großmutter im Traum erschienen, um sich zu verabschieden.

Lediglich ein Mal habe ich erlebt, dass eine Patientin überzeugt war, ihr Traum habe die Zukunft vorhergesagt. Sie erzählte, sie habe geträumt, ihr Onkel sei gestorben. Sie habe schon häufiger prophetische Träume gehabt und gehe davon aus, der Onkel werde tatsächlich demnächst das Zeitliche segnen. Die Patientin war noch etwa ein Jahr lang bei mir in Behandlung. Als ich sie zwei Jahre nach Therapieende einmal zufällig getroffen habe, war der Onkel noch immer quicklebendig.

Lassen Sie uns jetzt einmal in ein paar Therapiesitzungen hineinschauen, in denen Patienten ihre Träume erzählen und der Therapeut ihnen dabei hilft, sie zu verstehen. Anschließend werde ich Ihnen zeigen, wie Sie selbst versuchen können, der Botschaft Ihrer Träume auf die Spur zu kommen.

Sei die Zugtür – wie wir uns in Träumen finden können

Es gibt verschiedene Methoden, mit denen Therapeuten versuchen, die Sprache der Träume zu übersetzen. Ich möchte Ihnen eine vorstellen, mit der ich besonders gern arbeite.

Sehen wir uns zunächst die Arbeit mit einer Patientin an. Obwohl sie eine erwachsene, mitten im Leben stehende Frau ist, hat sie immer wieder Probleme mit ihrer schwierigen, egozentrischen Mutter. Nun hat die Mutter sich zu einem Besuch angekündigt, und die Patientin sieht der Begegnung mit äußerst gemischten Gefühlen entgegen. Sie hofft, es werde möglich sein, sich einmal nicht über die Mutter zu ärgern und Streit mit ihr zu bekommen. Allerdings hat sie die Erfahrung gemacht, dass ihre Mutter grundsätzlich eine verletzende Bemerkung macht, sobald sie ihr etwas erzählt, das ihr wirklich wichtig ist. Und dann würde die Patientin jedes Mal am liebsten anfangen, mit Geschirr zu werfen.

Diese Frau berichtet nun, sie habe vor einigen Tagen einen Traum gehabt:

Sie stand auf einem Bahnsteig, als der Zug einfuhr, mit dem die Mutter kommen sollte. Der Zug hielt an, und die Patientin sah, dass die Mutter von innen vergeblich versuchte, die Zugtür zu öffnen.

Die Therapeutin bittet die Patientin, sich bequem hinzusetzen und die Augen zu schließen. Dann fordert sie sie auf, den Traum noch einmal zu erzählen, und zwar so, als würde sie ihn jetzt in diesem Augenblick träumen. Vielleicht hilft sie ihr noch, indem sie den Anfang vorgibt: »Ich stehe auf dem Bahnsteig ...«

Die Patientin erzählt den Traum noch einmal in der Gegenwartsform, und man merkt, dass sie gefühlsmäßig nun viel dichter am Traumgeschehen ist.

Als sie geendet hat, bittet die Therapeutin sie, die Augen weiter geschlossen zu halten, und fragt sie, wie sie sich im Traum gefühlt hat. Die Patientin erzählt, sie habe die üblichen gemischten Empfindungen der Mutter gegenüber gehabt: die Hoffnung, das Zusammensein werde dieses Mal harmonischer sein, aber auch die Angst, es könne wieder zum Streit kommen, und den Gedanken, die Mutter wäre besser zu Hause geblieben.

Man merkt: All das ist nichts Neues. So weit war man in der Therapie auch vorher schon gekommen. Die Therapeutin weist die Patientin an, sie soll sich vorstellen, sie sei die Mutter in diesem Traum. Es ist der Patientin anzumerken, dass ihr das deutlich schwerer fällt.

Wieder hilft die Therapeutin ihr, indem sie die ersten Worte vorgibt: »Ich bin die Mutter in dem Traum …« Die Patientin setzt ein paarmal an, aber sie ist nicht wirklich in der Rolle. Immer wieder fällt sie in den Part der Tochter in dem Traum zurück und beschreibt die Mutter von außen, so, wie sie sie als Tochter erlebt. Erst nach einiger Zeit gelingt es ihr, wirklich in die Rolle der »Traummutter« zu schlüpfen.

»Ich freue mich auf sie«, sagt sie in der Rolle der Mutter plötzlich. »Ich möchte sie in die Arme nehmen.« Die Patientin beginnt zu weinen und fragt, ob sie die Augen öffnen dürfe. Als die Therapeutin zustimmt, zeigt sie sich überrascht, dass sie so traurig geworden ist.

In dem Moment, als die Patientin sich in den Traumteil hineinversetzte, der die Züge ihrer Mutter trug, ist sie auf Gefühle gestoßen, die ihre eigenen waren. Auf Gefühle, die selbst in den Kindern der schlimmsten und bösartigsten Eltern verborgen sind. Man hat nun einmal nur diese eine Mutter, diesen einen Vater. Alles andere ist nur Ersatz. Und so, wie eine junge Graugans dem ersten Wesen oder Gegenstand hinterherläuft, den sie nach dem Schlüpfen sieht – und sei es ein Bobbycar –, so ist der Mensch ein Leben lang auf der Suche nach der Liebe der Eltern. Und je weniger er davon bekommen hat, umso mehr läuft er ihr nach. Ganze Fernsehsendungen leben davon, dass sie Menschen begleiten, die ihre leiblichen Eltern suchen, selbst wenn nicht die geringste Erinnerung an sie besteht und die Adoptiveltern die liebevollsten Ersatzeltern der Welt waren.

Indem der Patientin diese Wünsche noch einmal vor Augen geführt werden, ist es ihr nun besser möglich zu begreifen, warum es ihr so schwerfällt, die Verletzungen durch die Mutter abzuwehren und ihr Grenzen zu setzen. Und warum sie sich dem immer wieder aussetzt. Wider alle Erfahrung gibt sie die Hoffnung nicht auf, die Mutter könne sich doch noch einmal in eine zumindest ausreichend gute Mutter verwandeln.

Dann stellt sie die Frage, die Patienten an dieser Stelle häufig stellen: »Und? Was mache ich jetzt damit?« Die Therapeutin fragt sie, ob sie bereit wäre, noch ein Stück weiterzugehen. Als die Patientin bejaht, bittet sie sie, noch einmal die Augen zu schließen. Dann weist sie die Frau an, sich vorzustellen, sie sei die Zugtür in dem Traum.

Das ist ein kitzliger Moment in der Traumarbeit, wenn auch nur beim ersten Mal. Am liebsten würden die Patienten sich weigern. *Stellen Sie sich vor, Sie sind die Briefmarke in dem Traum. Stellen Sie sich vor, Sie sind der Spülschwamm in diesem Traum.* Das ist schon eine ziemliche Zumutung.

Gelegentlich bricht der Patient an dieser Stelle die Sache lieber ab, statt etwas derart Albernes zu tun. Das ist der Augenblick, wo der Therapeut anfängt, wieder an den Zensor zu glauben, der das, was hinter dem Traum steht, lieber für sich behalten möchte.

Doch unsere Patientin lässt sich darauf ein, denn sie kennt das schon. Sie sagt: »Ich bin die Zugtür in dem Traum. Für diese Frau werde ich mich nicht öffnen. Da kann die noch so sehr an mir rütteln. Ich habe dichtgemacht.«

Als die Patientin die Augen wieder öffnet, ist sie überrascht darüber, wie einfach und klar ihr Gefühl plötzlich ist, nun gar nicht mehr zwiespältig und zwischen Befürchtungen und vergeblichem Hoffen hin- und hergerissen.

Die Patientin ist sich sicher, dass das Bild der sich verweigernden Zugtür und das dazugehörige Gefühl ihr helfen werden, den Besuch der Mutter – und die folgenden – besser zu überstehen. Auch wenn es nicht leicht ist, wird sie es nun eher schaffen, keine kindlichen Hoffnungen mehr zu nähren, die Mutter könne sich ändern. Und tatsächlich gelingt es ihr in Zukunft öfter, sich zu schützen, indem sie den Kontakt so gestaltet, als handele es sich nicht um die eigene Mutter, sondern um die einer Freundin. Zunächst fällt es ihr schwer, der Mutter nicht wie ein kleines Mädchen jedes Geheimnis anzuvertrauen, sondern auch einmal etwas für sich zu behalten oder es stattdessen mit Freunden zu teilen. Sie kann die Unfähigkeit der Mutter, liebevolles Interesse für andere Menschen zu empfinden, besser als etwas Unveränderliches akzeptieren, statt sich ständig beim Versuch, Mauern einzurennen, eine blutige Nase zu holen.

Träume können also helfen, Probleme zu lösen und Fragen zu beantworten, mit denen man sich zuvor herumgeplagt hatte, ohne eine befriedigende Antwort zu finden. Das ist nichts Mystisches, und man muss auch keine übernatürlichen Gedankengebilde bemühen, um es zu erklären. Es bedeutet lediglich, dass unser Instinkt, unser innerer Maßstab, oft viel besser funktioniert, als unser Tages- und Wachbewusstsein dies wahrnehmen kann, und dass Träume uns helfen können, einen Zugang zu ihm zu bekommen.

Sie haben es vielleicht schon bemerkt: Diese Methode der Traumarbeit geht davon aus, dass alles, was im Traum vorkommt, jede Person, jeder Gegenstand, selbst ein Tier, ja sogar die Landschaft, Teile der Persönlichkeit des Patienten abbilden.

Das mag eine Enttäuschung für all jene sein, die morgens bei Frühstück gern einen Krach mit dem nichts ahnenden Herzallerliebsten anfangen, der mit den Worten beginnt: »Du hast mich heute Nacht in meinem Traum betrogen, du Schwein!«

Nein, hat er nicht. Allenfalls hat ein Teil von Ihnen selbst, der seine Maske trug, heute Nacht irgendetwas angestellt. Falls Sie auch in Zukunft Ihrem Bettgefährten gern eine frühmorgendliche Szene servieren wollen, sorgen Sie dafür, dass ihm dieses Buch nicht in die Finger fällt. Sonst wird er Ihnen vielleicht antworten: »Soso, du hast also von Untreue geträumt? Was soll ich denn *davon* halten?«

Untreue ist ein gutes Stichwort für den nächsten Traum, den ich Ihnen vorstellen möchte. Der Ehemann der Patientin hat ihr von Anfang an gesagt, er halte lebenslange Treue für eine Illusion. Man lebe mit dem Menschen zusammen, der am besten zu einem passe, vielleicht sogar für den Rest seines Lebens. Aber es sei nun einmal realitätsfern, anzunehmen, sexuelle Anziehung könne ein Leben lang anhalten und man werde nicht ab und zu den Wunsch verspüren, sich auf eine Affäre einzulassen.

Die Frau hätte eigentlich schon gern an die ewige Liebe geglaubt – samt Treue und allem Drum und Dran. Aber da der Mann ein absolutes Sahneschnittchen war, schluckte sie ihre Enttäuschung darüber hinunter, dass er ein unromantischer Klotz ist. Ganz tief hinunter. So weit hinunter, dass – Sie ahnen es – ihre Enttäuschung im Keller landete, bei dem ganzen anderen unbewussten Kram.

Sie ließ sich auf die Vorstellungen ihres Mannes ein, möglicherweise erschienen sie ihr irgendwie sogar einleuchtend. So viele Menschen sind ihrem Partner schließlich untreu, das sagt schon die Statistik. Da ist es doch vielleicht wirklich vernünftiger, sich von vornherein auf diese Tatsache einzustellen, anstatt sich Illusionen hinzugeben und irgendwann kalt erwischt zu werden.

Hauptsache, ich bin die Hauptfrau in seinem Leben, sagte sich die Patientin, *der Rest wird sich schon finden.* Man vereinbarte, ganz ehrlich miteinander zu sein und dem anderen auch zu sagen, wenn man gerade eine Affäre hat.

Irgendwann kam diese Frau in Therapie, mit den Symptomen einer beginnenden Depression. Nach dezentem Stochern in den unterschiedlichen Lebensbereichen kam natürlich auch das Thema Beziehung auf den Tisch.

Doch, da sei alles in Ordnung, meinte sie. Die Therapeutin fragte noch ein wenig nach, erfuhr von der Vereinbarung und dachte sich: Naja, wenn das für die beiden funktioniert, ist es ja gut.

Vielleicht war sie ein wenig skeptisch, weil sie wusste, dass derartige Arrangements bei den wenigsten Menschen funktionieren. Meistens führen sie dazu, dass einer leidet. Mindestens einer. Außerdem erfuhr die Therapeutin, dass der Ehemann der Patientin zu der Zeit gerade wieder was am Laufen hatte. Nein, damit könne sie schon umgehen, beteuerte die Patientin, schließlich sei es nicht das erste Mal, und bisher habe der Mann diese Geschichten ja auch irgendwann wieder beendet.

Heute nun berichtet die Patientin, sie habe einen Traum gehabt: Sie geht mit dem Mann spazieren. Plötzlich springt eine

Katze von einem Baum herab, krallt und beißt sich in der Schulter des Mannes fest und lässt nicht mehr los. Das sei alles gewesen.

Der Anfang der Traumarbeit dient wie meist mehr zum Aufwärmen und bringt noch nicht viel Neues. Der Teil, der im Traum von der Frau repräsentiert wird, hat die altbekannten Gefühle: *Schön, dass wir was zusammen machen, aber er ist so geistesabwesend. Hoffentlich denkt er nicht dauernd nur an die andere.* Die Therapeutin bittet die Patientin, sich vorzustellen, sie sei der Ehemann in dem Traum. Das bringt nun schon ein bisschen mehr. »Gerade war doch alles noch so friedlich«, sagt der Teil der Patientin, der im Traum in die Verkleidung des Ehemanns geschlüpft war. »Und jetzt kommt diese fremde Katze. – Nein«, unterbricht sich die Patientin. »Diese fremde Pussy! Und die macht alles kaputt!«

Wir merken jetzt schon deutlich: Da hat jemand die Kellertür aufgemacht, und es kommt ein wenig von dem nach oben, was sonst unten eingesperrt ist. Richtig spannend wird es aber erst, als die Therapeutin die Frau bittet, sich in die Katze im Traum zu versetzen. Erst jetzt kann die Patientin zeigen, was wirklich in ihr tobt. »Ich krall mich fest«, sagt sie, »ich beiß mich fest, ich lass ihn nicht mehr los!«

Hier kommen die ganzen Gefühle aus dem Unbewussten ans Tageslicht, die bisher nicht leben durften. Die ganze ungeheure Wut, das Mit-Haut-und-Haar-haben-Wollen, das mit Vernunft oder Arrangements so gar nichts zu tun hat. Puh. Es ist erst einmal nicht leicht, plötzlich einen Teil von sich zu entdecken, den man bisher fein säuberlich verborgen gehalten hatte. Vor sich selbst. Und noch mehr vor dem anderen. Einfacher macht es das Leben erst mal nicht. Und tatsächlich ist die Frage auch dieser Patientin zunächst ein ratloses: »Und? Was mach ich jetzt damit?«

Das ist dann meist wieder der alte Herr Über-Ich. Symptome, ja, die findet er in Ordnung. Aber von heftigen Gefühlswallungen hält er rein gar nichts. Da brauchen wir den netten Herrn Ich aus dem Zwischengeschoss, der versucht, einen Kompromiss zu finden. Wie der aussieht, kann man zu diesem Zeitpunkt noch nicht sagen. Ob die Frau bei dem Mann bleibt, aber ihre Gefühle nicht mehr verleugnet, oder ob sie feststellt, dass sie für ein solches Arrangement doch nicht geschaffen ist und sich von ihm trennt – wer weiß. Auf jeden Fall wird sie merken, dass ihre Symptome weniger werden. Und das war bisher noch jedem Patienten die Sache wert. Auch wenn es sein Leben nicht einfacher macht.

Als besonders aufregend empfinde ich Traumarbeit dann, wenn man dem Keller nicht nur einzelne Gefühle entreißen kann, sondern, wie im nächsten Fall, ganze Teile der Persönlichkeit des Patienten.

Dieses Mal beobachten wir einen jungen Mann bei der Traumarbeit. Er ist ausgesprochen schüchtern und aggressionsgehemmt. Das war in der bisherigen Behandlung auch häufig Thema, ohne dass sich bis zu diesem Zeitpunkt daran Nennenswertes verändert hätte. Jedenfalls sagt der Patient in dieser Sitzung, er sei nun mal ein Trottel, das würde sich sogar in seinen Träumen zeigen.

Hören Sie, wie Herr Über-Ich schon wieder tönt? Hören Sie's?

Die Therapeutin bittet ihn, den Traum zu erzählen. Der Patient berichtet, er habe im Traum eine Straße überqueren wollen, sei wie häufig etwas unaufmerksam gewesen – man könnte es auch »verpeilt« nennen – und deshalb beinahe von einem Lastwagen überfahren worden. Zunächst erzählt er lang und breit von seinen Defiziten, wie trottelig er sich wieder angestellt habe und so weiter, und so fort.

Die Therapeutin bittet ihn, sich in den Lastwagen hineinzuversetzen. Sie steht so im Bann der eindrücklichen Schilderungen seines Über-Ichs, dass sie dem Patienten nicht mehr als die Vision eines kleinen, putzigen Fahrzeugs zutraut, das einem etwas zu groß geratenen Matchbox-Auto gleicht. Weit gefehlt. Der Patient beginnt: »Ich bin groß. Ich bin stark. Nichts und niemand kann mir widerstehen.« Und das ist erst der Anfang. Der Lastwagen ist im wahrsten Sinne des Wortes nicht zu bremsen. Während der Schilderung verändert der Mann sich völlig. Seine Körperhaltung ist nicht mehr schlaff, sondern aufgerichtet, seine Wangen röten sich, und zum ersten Mal kann man sich vorstellen, dass ein ganz ansehnlicher Kerl aus ihm werden könnte.

Nach der Traumarbeit fällt er schnell wieder in sein altes Selbst zurück, ist davon überzeugt, es sei in dem Traum tatsächlich nur um seine Ungeschicklichkeit gegangen. Als die Therapeutin ihm erläutert, dass auch der durch den Riesenlaster vertretene Teil zu seiner Persönlichkeit gehört, streitet er dies zunächst rundweg ab. Erst als sie ihn damit konfrontiert, wie anders sie ihn während seiner Schilderung wahrgenommen hat, kann er dies, wenn auch zunächst ungläubig, akzeptieren.

Diese Traumarbeit wird zum Wendepunkt in der Behandlung. Patient und Therapeutin wissen nicht mehr, als sie vorher gewusst hatten. Es sind keine neuen Aspekte hinzugekommen, die den Lebenslauf des Patienten betreffen. Schon früher hatte er erzählt, sein älterer Bruder sei als Kind aufgrund von Verhaltensauffälligkeiten, die sich meist in Form von Aggressionen geäußert hatten, in ein Heim gekommen. Und Patient wie Therapeutin waren sich einig gewesen, dass darin wohl die Ursache für die extreme Anpassung des jungen Mannes an die elterlichen Forderungen zu suchen war, die lauteten: Wenn du nicht spurst, kommst du ins Heim.

Schon früh hatte er gelernt, alles Wilde, Lebendige in sich einzuschließen. Rein theoretisch war ihm das alles in der Behandlung schon klar geworden. Doch nun, zum allerersten Mal seit vielen Jahren, hat er es auch wieder gespürt. Und dieses Erlebnis ist so aufregend, ja lustvoll, dass er nicht mehr darauf verzichten will.

Natürlich geht die Behandlung auch weiterhin in kleinen Schritten voran. Aber nun hat der Patient ein Ziel. Es ist nichts Imaginäres mehr, nicht die vage und verzweifelte Hoffnung, ein wenig von dem erringen zu können, was andere besitzen, sondern stattdessen etwas wieder zu erleben, was er selbst gespürt und am eigenen Leibe erfahren hat.

Immer häufiger gelingt es ihm nun, seine Interessen zu vertreten. Einmal sagt er: »Da war ich zwar noch kein richtiger Lkw, aber wenigstens schon mal ein Sprinter.« Erleichtert wird das Ganze dadurch, dass ihm nun immer häufiger Erinnerungen an einen Teil seiner Kindheit kommen, als er noch lebendiger und wilder war, und schmerzliche daran, wie seine Eltern ihm all das genommen haben. Auch auf diese Weise zu begreifen, dass diese Lebendigkeit tatsächlich einmal zu ihm gehört hat, und sich auch heute noch – wenn auch nur nachts – zeigt, hilft ihm, sich zumindest ein wenig davon zurückzuerobern.

Nicht immer geht es um die großen, dramatischen Themen im Traum, denn zum Glück ist unser Leben kein einziges Drama, nicht einmal im Bereich des Unbewussten. Mitunter träumen wir auch von ganz banalen, alltäglicheren Dingen.

Zum Abschluss möchte ich Ihnen noch Einblick in die Arbeit mit einer Patientin gewähren, die zu diesem Zeitpunkt beruflich zwar zufrieden ist, aber einfach sehr viel zu tun hat. Sie hat schon einige Male in den Sitzungen ihre Träume erzählt, sodass sie bereits die Erfahrung gemacht hat, dass dabei eigentlich immer recht spannende Ergebnisse zutage gefördert werden. Heute kommt sie allerdings und meint, der Traum, den sie in der Nacht zuvor gehabt habe, könne beim besten Willen nichts bedeuten, er sei zu absurd.

Natürlich bittet die Therapeutin die Patientin, ihn trotzdem zu erzählen. Ein Traum, der nichts zu bedeuten hat! Das wäre ja noch schöner. Der Traum ist ganz kurz. Es geht lediglich darum, dass eine riesige Spiralfeder durch die Gegend rollt und alles niederwalzt, was ihr in den Weg kommt.

Als die Patientin aufgefordert wird, als diese Spiralfeder zu sprechen, sagt sie spontan: »Von außen sehe ich ganz locker aus, aber eigentlich bin ich total angespannt.« Sie muss sofort lachen. Bei der Traumarbeit wird überhaupt häufig gelacht. Träume und Humor entspringen der gleichen Quelle und haben auch einige Gemeinsamkeiten.

Sigmund Freud hat einen Aufsatz mit dem Titel geschrieben »Der Witz und seine Beziehung zum Unbewussten«. Er ging davon aus, dass Humor und Unbewusstes etwas miteinander zu tun haben. In der Tat kann man nicht über längere Zeit Traumarbeit betreiben, ohne sich daran zu freuen, wie viel Humor der Traumregisseur immer wieder beim Dreh unserer nächtlichen Filmchen beweist.

In diesem Fall lässt es die Therapeutin bei dieser Kurzform der Traumarbeit bewenden. Ansonsten hätte sie die Patientin noch bitten können, sich in eines der niedergewalzten Häuser oder einen der umgeknickten Bäume zu versetzen. Vermutlich hätte sie die Antwort bekommen: »Ich bin einfach nur platt«, was lediglich ein anderer Aspekt der gleichen Situation gewesen wäre.

Wollen Sie selbst einmal versuchen, sich einen ihrer Träume vorzuknöpfen?

Haben Sie Lust dazu?

Also, los geht's.

Alle meine Puzzleteilchen – Traumarbeit im Eigenbau

Ach so, für Sie ist dieser ganze Teil mit der Träumerei uninteressant? Weil Sie sowieso nie träumen? Dann sollten Sie sich unbedingt der medizinischen Forschung zur Verfügung stellen. Wahrscheinlich wird sich dabei herausstellen, dass Ihre Vorfahren Außerirdische waren, denn Menschen träumen. Alle Menschen. Jede Nacht. Mehrmals.

Vielleicht sind Sie aber auch nur weit über hundert Jahre alt. Der Anteil der Traumphasen nimmt nämlich mit dem Lebensalter ab. Abgesehen davon unterscheiden wir uns jedoch nicht wesentlich darin, wie häufig wir träumen. Üblich sind vier bis sechs Traumphasen pro Nacht. Der Unterschied liegt lediglich darin, wie gut Menschen sich an ihre Träume erinnern können. Frauen erinnern sich besser als Männer, Jüngere besser als Ältere.

Träumen ist so wichtig wie Schlafen, für unsere Gesundheit und unser psychisches Wohlbefinden. Wir können eine Zeit lang mit weniger Schlaf auskommen, aber wir halten es nicht lange ohne Träume aus. Das künstliche Unterdrücken von Träumen führte in Experimenten schnell zu schweren psychischen Beeinträchtigungen wie beispielsweise Wahnvorstellungen.

Selbst Leute, die nicht glauben, dass unsere Träume deutbar sind oder uns überhaupt etwas zu sagen haben, glauben zumindest daran, dass sie notwendig sind, und sei es nur als eine Art seelischer Müllabfuhr.

Auch wenn Sie sich *nie* an Ihre Träume erinnern können – vielleicht wollen Sie trotzdem versuchen, einmal einen Traum zu fangen?

Erster Schritt: Sie wachen auf. Möglichst von allein. Das brutale Klingeln des Weckers führt dazu, dass Träume in Sekundenbruchteilen die Flucht ergreifen. Ich kann es ihnen nicht verdenken. Oft würde man ihnen ja tatsächlich lieber folgen, als fröstelnd aufzustehen, mit nackten Füßen in die Pantoffeln zu schlüpfen und festzustellen, dass die Katze sich irgendwann in der Nacht genau dorthinein erbrochen hat.

Nehmen wir also besser einen Tag, an dem Sie von allein aufgewacht sind. Möglicherweise haben Sie das Gefühl, eben noch ein Traumrestchen durch die Tür entwischen zu sehen. Am besten bleiben Sie in der Position liegen, in der Sie aufgewacht sind, bewegen sich nicht und machen kein Licht. Sie merken schon, manchmal sind die Träume recht scheue Tierchen. Wenn sie merken, dass man sich für sie interessiert, werden sie allerdings mit der Zeit zutraulicher.

Versuchen Sie, sich an den Traum zu erinnern, selbst wenn Sie nur noch ein schwaches Bild oder auch nur einen Gefühlsrest davon haben. Vielleicht müssen Sie nach ein, zwei Minuten aufgeben. Selten blitzt ein Traum mitten am Tag noch einmal auf, allenfalls dann, wenn etwas zufällig eine Erinnerung daran ausgelöst hat. Wenn Sie sich generell nur schwer an Träume erinnern können: Vielleicht gibt es Zeiten, zu denen es besser geht, zum Beispiel im Urlaub.

Voraussetzung für die Arbeit mit dem Traum ist jedoch stets, dass er möglichst frisch ist. Schließlich geht es um eine Bestandsaufnahme dessen, was zurzeit gerade in Ihnen vor sich geht. Was ein Traum bedeutet, den Sie vor dreißig Jahren immer wieder gehabt haben, werden Sie wahrscheinlich nicht mehr herausbekommen.

Wenn es Ihnen jedoch einmal gelungen ist, eines dieser scheuen Traumtierchen einzufangen, erzählen Sie sich den Traum noch einmal in Ihrem Kopf. Es muss kein Riesentraum sein, im Gegenteil. Wenn ich Traumarbeit mit meinen Patienten mache, picke ich mir auch immer nur einen kleinen Teil davon heraus. Oder ich bitte sie, einen kurzen Traumausschnitt auszuwählen.

Und nun, wenn Sie wollen, können Sie sich an die Arbeit machen. Schreiben Sie den Traum auf. Das sollten Sie möglichst bald tun und möglichst ausführlich. So, als ob Sie ihn jetzt gerade träumen, also in der Gegenwartsform.

Nicht »Ich war« oder »Da war«, sondern »Ich bin« oder »Da ist«.

Falls Ihnen dabei Dinge einfallen, von denen Sie glauben, dass sie jetzt erst dazukommen und im Traum gar nicht vorhanden waren – kein Problem. Es ist völlig gleichgültig, ob die Sachen jetzt erst auftauchen oder bereits in der Nacht schon da waren – Sie haben das Unbewusste angezapft, so oder so. Schreiben Sie alles auf. Die eigentliche Traumarbeit können Sie auch noch später am Tag machen. Aber nun kann der Traum wenigstens nicht mehr abhauen.

Am besten funktioniert Traumarbeit, wenn man sie gemeinsam mit einem Therapeuten seines Vertrauens macht. Man kann dann auch die Augen schließen und gerät unter Umständen in einen leicht tranceartigen Zustand. Das ist nichts, wovor man sich fürchten müsste. Jeder von uns erlebt im Alltag tranceartige Zustände. Wenn Sie mit dem Auto Tag für Tag die gleiche Strecke fahren und einmal so in Gedanken sind, dass Sie gar nicht mehr wissen, wie Sie ans Ziel gekommen sind, waren Sie zum Beispiel schon in einem recht tiefen Trancezustand.

Beim Träume-selber-Entschlüsseln geht das natürlich nicht. Die wenigsten von uns können mit geschlossenen Augen einigermaßen leserlich schreiben.

Sorgen Sie dafür, dass Sie ungestört sind. Traumarbeit funktioniert nicht, wenn im Hintergrund der Partner telefoniert oder fernsieht oder die Kinder herumtoben. Die Sache wird am besten klappen, wenn es Ihnen gelingt, sich in einen ähnlichen Zustand zu versetzen wie den, den ich bei der Kurzentspannung beschrieben habe.

Und sie wird umso besser funktionieren, je mehr Sie dabei den Kopf ausschalten können, sprich: den Herrn Über-Ich. Sobald der anfängt, dazwischenzuquatschen mit Kommentaren wie: »Na, ob das was wird?«, steigt die Wahrscheinlichkeit, dass das Unbewusste sich zurückzieht und seine Geheimnisse vorsichtshalber in den Tresor zurückstellt.

Versuchen Sie am besten, sich vorzustellen, Sie seien noch einmal im Traumland, in dem alles möglich ist und in dem das, was wir für die Gesetze der Logik halten, keine Rolle spielt.

Falls Sie mehrere Träume aufgeschrieben haben, suchen Sie sich einen heraus.

Wenn es sich um einen längeren Traum handelt, unterteilen Sie ihn in Abschnitte. Solche Unterteilungen empfehlen sich immer an Stellen, wo man das Gefühl hat: *Und dann war ich ... oder Und plötzlich war ich ...*, also in der Regel bei Ortswechseln, selbst wenn man im Traum nur von einem Zimmer in ein anderes gegangen ist.

Suchen Sie sich einen dieser Traumteile heraus, und machen Sie sich eine Liste, auf der Sie alles notieren, was in Ihrem Traum vorkommt. Schreiben Sie also zunächst auf:

Ich

Egal, ob Sie in Ihrem Traum handelnder Mitspieler sind oder lediglich stummer Beobachter, dies ist stets das Erste auf Ihrer

Liste. Schreiben Sie dann die Personen auf, die in Ihrem Traum vorkommen, also beispielsweise

Hans

Eine fremde alte Frau

Lassen Sie darunter jeweils viel Platz, damit Sie nachher nicht mühsam eng geschriebenes Gekritzel entziffern müssen. (Es sei denn, Sie machen das Ganze am PC.)

Darunter kommen Tiere, falls welche aufgetaucht sind. Hierbei gilt: Suchen Sie sich bei allem, was mehrfach vorkommt, ein Exemplar heraus. Es ist schwierig genug, sich in etwas hineinzuversetzen. Aber sich gleichzeitig in mehrere Etwasse hineinzuversetzen, ist praktisch unmöglich.

Wenn also in Ihrem Traum ein Rudel Wölfe im Supermarkt herumstreunt, schreiben Sie *einen* Wolf auf die Liste. Es sei denn, die Wölfe unterscheiden sich in ihrem Verhalten stark voneinander, dann kommen unter Umständen »Der kleine Wolf« und »Der Wolf mit den großen Ohren« auf die Liste.

Zum Schluss sollten nicht mehr als höchstens fünf Punkte auf Ihrer Liste stehen. Sollten es mehr sein, gehen Sie den Traum noch einmal durch und überlegen Sie, ob es nicht möglich ist, ihn weiter zu unterteilen. Ich habe die Erfahrung gemacht, dass die Arbeit mit zu vielen Traumteilen dazu führt, dass das Ganze eher verwässert wird.

Und wir sind noch nicht am Ende. Auf Ihre Liste kommen noch Gegenstände, die im Traum eine Rolle gespielt haben (bei mehreren der gleichen Art wie gesagt einer). Hierzu zählen –

auch das kommt in Träumen vor – auch Leichen. Manche Albträume kommen nun mal nicht ohne sie aus. Bei einem Toten, dem der Kopf abgehackt wurde, wird Ihnen nichts anderes übrig bleiben, als Rumpf und Kopf getrennt zu vermerken. Ja, tut mir leid, aber darüber müssen wir sprechen. Nicht dass Sie nachher dastehen und nicht wissen, wohin damit.

Ganz zum Schluss notieren Sie noch die Umgebung, in unserem ersten geschilderten Traum wäre das beispielsweise der Bahnsteig.

Und nun können Sie anfangen.

Beginnen Sie mit dem »Ich« und überlegen Sie, wie Sie sich im Traum gefühlt haben. Gehen Sie dann zur nächsten Person im Traum, und versetzen Sie sich in diese. Schreiben Sie: *Ich bin der/die Soundso.* Erzählen Sie nicht noch einmal den Traum aus der betreffenden Perspektive – das bringt nichts. Beschränken Sie sich auf das Erleben und die Gedanken der einzelnen Traumteile. Kurz und knackig, keine Romane. Wie erlebt Soundso die Sache? Wie fühlt er/sie sich?

Das mag schwierig sein, wenn es um Soundsos geht, mit denen man im richtigen Leben zu tun hat, die man vielleicht nicht mag oder sogar furchterregend findet. Und manchem mag es erst einmal schwerfallen, sich in einen Zombie hineinzuversetzen. Gerade das sind allerdings die Stellen, wo Träume die größten Überraschungen parat haben und wo man hinterher bisweilen sogar über die Einfälle des »Traumregisseurs« schallend lachen kann.

Gehen Sie also jeden Teil durch, und versuchen Sie, sich in ihn hineinzuversetzen. Je besser Ihnen das gelingt, desto spannender das Ergebnis. Auch wenn Sie Multitasking-fähig sind, konzentrieren Sie sich lediglich darauf. Mit einem anderen Hirnteilchen parallel zu überlegen, ob schon etwas bei der Sache herausgekommen ist oder was das alles wohl bedeuten mag, was Sie gerade aufgeschrieben haben, ist nicht zielführend. So denkt das Über-Ich. Und wenn das Unbewusste merkt, dass Sie das Über-Ich dabeihaben, wird es nicht besonders kooperativ sein. Aber das wissen Sie ja schon.

Erst wenn Sie mit Ihrer Liste zu Ende gekommen sind, lesen Sie sich durch, was Sie aufgeschrieben haben. Überlegen Sie, ob das, was die einzelnen Traumteile »gesagt« haben, auf Sie zutreffen könnte.

Witzigerweise – wahrscheinlich hat das wieder mit dem Zensor zu tun – wird es bei der Traumarbeit umso spannender, je weiter man in der Liste fortschreitet. Die Dinge, die am Anfang herauskommen, sind meist noch ziemlich bewusstseinsnah. Aber gerade bei den Gegenständen oder bei dem, womit man sich spontan nicht gleich identifiziert – oder identifizieren will –, wird es richtig spannend.

Seien Sie nicht enttäuscht, wenn Sie nicht gleich die superneuen Erkenntnisse über sich gewinnen konnten. Es ist nicht einfach, im Wachzustand das Über-Ich auf die Seite zu schieben und sich ganz und gar den Fantasien zu überlassen, die aus dem Unbewussten kommen.

Versuchen Sie es ein anderes Mal wieder, mit einem anderen Traum.

Also: Träumen Sie schön!

Wir sind am Ende angelangt.

Sie wissen jetzt, welchen ersten Satz Psychotherapeuten in ihrer Freizeit absolut nicht hören wollen.

Sie wissen, ob Sie normal sind.

Sie wissen, was ein Psychotherapeut ist, wie man ihn findet und was er im Angebot hat.

Hey, Sie können sogar Ihre Träume selbst entschlüsseln!

Ich hätte nichts dagegen, wenn Sie nun etwas netter über meine Berufskollegen denken würden, damit Sie sich, wenn das einmal erforderlich sein sollte, nicht gar zu lange quälen, bis Sie Hilfe in Anspruch nehmen.

Und vor allem würde ich mich freuen, wenn es Ihnen gelingt, noch ein wenig freundlicher über sich selbst zu denken. Wenn Sie ein bisschen weniger von dem, was Ihnen Tag für Tag durch den Kopf und durchs Gefühl geht, als unwichtig ansehen.

Seien Sie neugierig auf sich.

Ach ja, und bevor Sie »Sushi-Häkeln« googeln: Da habe ich mir ein wenig künstlerische Freiheit erlaubt. Gehäkeltes Sushi gibt es nur im Museum. Aber eine Anleitung für gehäkeltes Gemüse habe ich tatsächlich einmal gesehen. Vor allem der Blumenkohl sah sehr nett aus.

DANK

Ich möchte mich bei all den Menschen bedanken, die den Entstehungsprozess dieses Buches mit ihrem fachkundigen Rat als Psychotherapeuten oder Psychiater, als Autorenkollegen oder Probeleser begleitet haben: bei Anne Dietrich, Viola Dioszeghy-Krauß, Dr. Tomke van den Hooven, Juliane Pahnke, Angelika Kremer, Christoph Lode, Sandra Lode, Dr. Andreas Timm, Eva Völler und Sabine Wassermann.

Mein Dank gilt den Teams der Literarischen Agentur AVA und des Heyne Verlags, die sich von meiner Begeisterung für dieses Projekt anstecken ließen, und deren vorbehaltlose Unterstützung die Arbeit daran zu einem Vergnügen gemacht hat.

Vor allem aber gilt mein Dank meinen Patienten. Was sie mich gelehrt haben, ist die Essenz dieses Buches.